KB182114

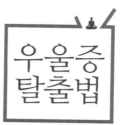

우울증
탈출법

현직 한의사가 귀띔해주는 **명상** 속

우울증
탈출법

안상원
김병준
박경태

이담
Books

서문

　수천 년간 동양에서 전해 내려오던 명상이 21세기에 들어서면서 미국의 유명 대학과 연구소에서 의학적, 과학적인 실험 기법들을 통해 그 효과가 증명되고 다양한 명상 기법들이 개발되어 전 세계적으로 많은 사람의 삶의 질을 개선하고 질병 예방과 치료에 적용되고 있다는 사실은 매우 반가운 일이다.

　처음 힌두교(요가)와 불교에서 시작된 명상은 아마도 종교적인 깨달음을 추구하였을 것이다. 명상은 고요하게 앉아 자연스럽게 호흡하면서 정신을 하나에 집중하는 고대 명상 기법에서 시작하여 중국의 기공학과 도인술을 거치면서 건강증진과 질병 치료에 응용되기 시작했다. 그리고 현대에는 과학명상과 의학명상으로 자리를 잡아 스트레스 해소와 질병 치료에 중요한 보완대체의학의 한 줄기가 되었다.

　현대의학의 눈부신 발전에도 불구하고 신경정신질환

(우울증, 조울증, 불면증, 불안증, 공황장애 등)과 암, 자가 면역질환 등은 아직도 근본적인 치료가 어려운 실정이며 현재 개발된 현대의학적 치료 기법들은 부작용이 심각한 편이다. 이러한 난치성 질병 극복 방안으로 미국의 하버드 대학 부속병원, 존스 홉킨스 대학 병원 등에서는 이미 명상을 정식 치료 프로그램에 도입하여 우수한 효과를 입증하는 논문들을 발표하고 있다.

생활명상아카데미는 이재윤 박사님이 창시한 통섭명상을 기본으로 하여 각 분야의 다양한 전문가들이 구성원으로 참여하고 있는 명상 커뮤니티이다. 이곳에서는 고시생들을 위한 학업 스트레스 해소법, 명상을 통한 집중력 강화법, 직장인들의 직무 스트레스 해소법 등 다양한 명상 기법을 강의하고 있으며 전문 명상 지도자 과정을 통해 명상의 이론과 실제를 강의할 수 있는 전문가를 배출하고 있다.

이번에 『우울증 탈출법』을 출판하면서 생활명상아카데미와 청담인 한의원이 공동으로 우울한 마음, 스트레스, 화병 등으로 고생하는 일반인들을 대상으로 집단치유 커뮤니티(공동체 모임)를 시작한다. 함께 모여서 공부하고, 고통을 나누며, 서로에게 힘이 되어 주고, 나아가 본 프로그램을 통해 우울증을 극복한 분들이 다시 다른 환자들에게 도움을 줄 수 있는 모임을 만드는 것이 목표이다. 우울증에 대한 정확한 개념을 파악하고, 명상의 역사와 다양한 기법을 배우며, 실제 우울증에 효과적인 명상을 스스로 연습하여 다 함께 건강을 회복할 수 있으면 좋겠다.

마음의 문제는 마음을 다잡고, 약해지지 않게 단련하고, 육체적인 건강을 회복함으로써 근본적인 해결이 가능하다. 이 책을 통해서 본인 스스로 노력을 해보고, 만약 혼자만의 노력으로 힘들다면 언제든지 생활명상아카데미의 집단치유 프로그램에 참여해 보길 바란다. 명상은 언제 어디서든지 할 수 있으며, 한번 배우면 평생 스스로 시행할 수 있기에 우울증에서 탈출하고 부족한 세로토닌을 증가시키는 최선의 방법이라고 말할 수 있다.

이 책을 준비하는 데 도움을 주신 생활명상아카데미의 이재윤 박사님, 김재윤 박사님, 강길전 박사님, 안지현 박사님, 이용부 박사님, 정병춘 박사님, 신종범 변호사, 김백진 판사, 이왕재 연구원께 감사의 마음을 전한다.

2014년 6월
저자 일동

CONTENTS

제1부

우울증이란?

우울증이란 어떤 질병인가?

우울증이란 흔히 마음의 감기라고 불리는 증상이다. 우리는 살아가면서 매년 한두 번 이상의 감기에 걸리고 고생하다 낫는다. 물론 연세가 드시고 면역력이 떨어진 분들은 감기로 유명을 달리하시는 경우도 있지만, 대부분의 경우엔 감기에 걸리기도 하고 치료되기도 하는 것을 반복하며 살아간다.

우울증도 이와 유사한 점이 많다. 우울증은 마음이 울적하고 슬픈 느낌이 몸에 영향을 미쳐 일시적으로 생활에 장애를 초래하는 것을 의미한다. 가벼운 우울증인 경우 여러 가지 노력이나 환경의 변화를 통해 오래가지 않아 치료되지만, 심한 우울증의 경우엔 약물치료, 심리치료, 한의학적 치료 등 수많은 치료에도 잘 호전되지 않고 오랜 기간 고생하거나 심지어 자살이라는 극단적인 선택을 하기도 한다.

과연 우울한 마음은 어느 순간 나에게 발생되는가?

살면서 누구나 크고 작은 실패(학업, 사업, 시험, 애정, 일 등)를 경험하게 된다. 이런 실패의 순간을 극복하거나 실패를 성공의 에너지로 승화시키는 사람들도 있지만, 대부분의 사람은 실패로 인하여 우울한 기분이 들게 되고 가슴이 답답해지며 무기력해지고 의욕은 저하되며 희망이 보이지 않는 것처럼 느끼게 된다. 바로 우울증의 시작인 것이다.

여기서 시작하여 자신에 대한 초라함, 스스로에 대한 원망, 가족과 주위 사람들에게 미안한 마음 등이 우울한 마음을 악화시킨다. 또한 마음의 문제, 정신적인 문제가 시간이 흐르면서 육체적인 문제로 발전하여 심신증(心身症) 상태로 악화된다. 즉 의욕상실, 우울한 마음, 대인기피, 무기력 등의 심리적 증상이 불면증, 심계항진, 식욕저하, 소화불량, 두통, 과민성 대장, 체중감소, 성 기능 저하 등의 육체적인 증상들을 일으킨다. 즉 마음의 감기가 육체의 질환으로 발전하게 된다.

우울증은 전 세계적으로 5명 중 한 명이 걸리는 흔한 질병으로 우리나라에서도 약 8% 정도인 330만 명이 매년 우울증으로 고생한다는 통계가 나와 있으며, 우울증 환자의 15%가 자살을 시도하고, 자살자의 80%가 우울증을 앓은 것으로 추산된다.

역사적으로는 기원전 4세기에 의사인 히포크라테스가 담즙의 과도한 분비가 우울증의 원인이라고 주장하였고, 아리스토텔레스는 슬픔과 낙담으로 우울증을 정의하였으며, 18세기 프랑스의 심리학자인 줄리스 팔렛이 마음과 육체 간의 상관관계에 의한 우울증의 발병을 언급하였고, 19세기 독일의 에밀리 크레펠린이 조울증이라는 용어를 명명하였다.

이처럼 우울증에 대한 언급과 연구는 매우 오래전부터 인류의 역사와 함께해왔다. 이는 과거부터 수많은 사람이 우울증에 시달렸다는 증거이기도 하다.

우울증(depression)의 종류는 다음과 같다.

· 일차적 우울증: 정신병, 육체적 질병, 중독 상황과 관련 없는 우울증 상태
· 이차적 우울증: 위의 조건들과 관련이 있는 상태에서의 우울증 상태
· 기질성 우울증: 신체 질병이나 뇌의 손상에서 비롯된 우울증
· 적응 장애: 스트레스 때문에 우울 증상이 일시적으로 나타나는 우울증
· 양극성 장애: 흔히 조울증이라고 불리는 우울증

현대의학에서 바라본 우울증

　현대의학적인 우울증의 정의를 살펴보면 다음과 같다. 의욕 저하와 우울한 마음을 주 증상으로 하며 다양한 정신적, 신체적 증상들을 일으켜 일상적인 생활과 신체기능에 문제를 일으키는 질환으로 정의한다. 우울증은 평생을 살아가면서 전체적으로는 약 15%, 특히 여성들은 30% 정도가 경험하는 흔한 질병이다. 우울증이라는 질병은 개인적인 잘못도 아니고 자신의 노력으로 해결 가능한 상태가 아닌 질병 상태로 전문가의 진료, 치료, 도움을 받아야 하는 질환으로 규정하고 있다.

　우울증의 원인을 현대의학적으로 구분해 보면 다음과 같다.

1. 신체적 원인

　여러 가지 현대의학적인 연구에 의하여 우울증의 원인이 뇌기능과 호르몬 문제, 신경전달물질의 분비 장애로 규명되고 있다. 세로토닌이라는 신경전달물질 분비 저하가 우울증과 관련이 있다고 규명되었으며 항우울제는 대부분 신경전달물질을 조절하여 우울증을 치료한다.

2. 체질적 원인

체질적인 특성이나 타고난 성격과도 연관성이 있으며 가족 중에 우울증 환자가 있다면 우울증에 걸릴 확률이 높다. 우울증이 유전되는 것은 아니나 타고난 인자 등과 관련은 있다.

3. 환경적 원인

경제적 고민, 사업의 실패, 실직, 사랑하는 사람과의 이별 등 여러 가지 환경적인 요인들이 우울증을 유발하거나 악화시키는 요인으로 작용한다.

4. 신체적 질환과 약물 오남용

중풍(뇌경색, 뇌출혈), 뇌질환(파킨슨, 치매), 내분비 질환(갑상선 질환, 당뇨 등), 암, 갱년기 장애, 교통사고 후유증, 만성 통증 등 여러 가지 질환이 우울증을 유발할 수 있다. 또한 과도한 약물복용과 약물에 의한 중독도 우울증 유발 원인이다.

우울증의 대표적인 증상들은 다음과 같다.

- 지속되는 우울한 마음
- 의욕저하, 무기력
- 수면장애(불면, 다몽)
- 식욕저하와 소화불량, 체중의 급격한 변화
- 집중력 저하
- 부정적인 생각과 자살 충동

우울증은 여러 연령대에서 발생하기 때문에 특별한 주의와 치료가 필요하다.

- 청소년기: 이유 없는 반항, 성적 저하, 짜증, 일탈 행동, 심한 학업 스트레스
- 장년기: 절망감, 박탈감, 화병, 산후 우울감, 대인기피, 무기력
- 노년기: 불안, 건강 염려증, 기억력 저하, 자살 충동, 자책감

현대의학에서는 우울증 증상이 보통 6~24개월 동안 지속되며 치료를 통해 3개월 정도로 짧아질 수 있다고 판단한다. 환자 중 60% 이상이 우울증 발병 전 수준으로 회복될 수 있으며, 20~25%는 어느 정도의 호전이 가능하다. 우울증에서는 특히 재발과 자살이 중요한 문제가 되는

데 대개 1년 이내에 30%가 재발하며 5년 이내에 80%가 재발하는 것으로 알려져 있다. 환자의 50%가 자살 충동을 느끼며 15%가 실제 자살을 시도하고 그중 10%는 자살로 사망한다.

한의학에서 바라본 우울증

한의학에서는 오래전부터 울증(鬱症)이라는 병명으로 우울증을 질병으로 인식해왔다. 즉 인간의 마음을 칠정(七情)이라 하여 희(喜, 기쁜 마음), 노(怒, 화나는 마음), 우(憂, 근심하는 마음), 사(思, 생각이 많은 마음), 비(悲, 슬퍼하는 마음), 공(恐, 두려운 마음), 경(驚, 겁내는 마음) 7가지로 규정하고 일곱 가지 마음이 우리 몸에 영향을 미치게 되면 나타나는 증상들을 다음과 같이 설명하고 있다.

1. 기쁜 마음(喜): 지나치게 기뻐하면 심장의 기운이 소모되고 흩어져서 정신을 집중하지 못한다.
2. 화나는 마음(怒): 지나치게 화를 내면 기운이 위로 상승하며 손발이 차가워지고 심하면 졸도까지 한다.
3. 근심하는 마음(憂): 지나치게 근심하고 우울하면 기운이 소모되고 폐 기능이 손상된다.
4. 생각하는 마음(思): 지나치게 생각을 많이 하면 기운 순환이 안 되어 식욕이 떨어지고 소화기능이 저하된다.

5. 슬퍼하는 마음(悲): 지나치게 슬퍼하면 기운이 소모 되고 피를 토하거나 실신할 수 있다.

6. 두려운 마음(恐): 지나치게 두려워하면 기운이 아래 로 처져 대소변을 참지 못한다.

7. 겁내는 마음(驚): 지나치게 겁내고 놀라면 당황하게 되고 정신이 혼란하여 갈팡질팡한다.

이렇게 한의학에서는 오래전부터 마음의 불균형이 신체에 여러 가지 영향을 미치는 것으로 규정하여 마음의 문제를 치료하는 데 관심을 가져왔다. 그러나 현대의학에서 심신증(심리적 원인으로 일어나는 신체 증상)을 인정한 것은 그리 오래되지 않았다. 즉 최근까지도 마음은 마음, 신체는 신체라 하여 둘 사이의 상호 연관성이나 관계에 대하여 부정해왔다.

울증(鬱症)은 인간이 가지고 있는 일곱 가지 마음 중 기쁜 마음을 제외한 6가지 마음의 단독 문제이거나 복합적인 문제로 야기된다. 화나고, 걱정하고, 생각이 많고, 슬퍼하고, 두렵고, 겁나는 마음들이 오랜 기간 지속되면 기순환에 문제를 일으키고 가슴속에 쌓이고 울체되어 우울증을 유발하는 것이다.

일단 우울증이 발병하고 진행되면 환자에게 여러 가지 증상들이 발생한다. 기운이 없다, 마음이 우울하다, 의욕이 없다, 식욕이 없다, 종일 누워 지낸다, 밤에 잠을 잘 못 잔다, 가슴이 답답하다, 불안하다, 외출을 하기 싫다……. 이러한 다양한 우울증 증상들을 치료하기 위하여 한의학에서도 다음과 같은 여러 가지 치료기법들이 사용된다.

- 침치료: 울체된 기운을 풀어주고 병적인 에너지를 회복시키는 효과
- 한약치료: 기혈순환을 개선하고 피로를 해소하며 에너지를 보충
- 의료기공요법: 기수련 및 기치료를 통해 우울한 몸과 마음을 회복시킴
- 한방음악치료: 환자의 체질과 증상에 맞게 음악을 처방하여 치료
- 명상치료: 집중명상, 마음챙김명상 등 다양한 명상기법을 도입
- 운동치료: 환자의 증상에 알맞은 운동법을 처방

이러한 다양한 치료법을 통해 몸과 마음의 상태를 우울증 발병 전의 건강한 상태로 회복시키는 것이 목표이다. 급성 우울증의 경우 침치료, 한약치료가 우선적으로 시행되며, 만성적으로 이행된 상태에서는 침구치료, 한약치료와 더불어 환자교육, 집단치료, 정신치료, 인지행동

치료 등 다양한 치료법을 시행하여 현재 우울증 상태에 대한 치료뿐만 아니라 재발방지를 위한 노력도 병행한다.

우울증의 원인은 세로토닌 부족?

우울증으로 고생하는 환자들은 한 번쯤 '세로토닌 (serotonin)'이라는 신경전달물질에 대해 들어본 적이 있을 것이다. 과연 '세로토닌'은 무엇이며 세로토닌과 우울증과의 관계는 어떤 것일까?

'세로토닌'은 뇌에서 만들어지는 신경전달물질로 감정과 행동을 조절하는 역할을 담당한다. '세로토닌'이 부족하면 우울증, 불안 등의 감정이 증가하며 반대로 너무 많으면 환각이나 망상 등의 증상이 발생할 수 있다. 따라서 우울증에서 '세로토닌'의 정상적인 분비나 작용은 상당히 중요하다.

현대의학에서 우울증 환자들에게 처방하는 항우울제는 크게 다음과 같이 구분된다.

- SSRI(선택적 세로토닌 재흡수 억제제)
- SNRI(세로토닌 노르에피네프린 재흡수 억제제)
- NASSA(노르에피네프린, 특이 세로토닌 항우울제

```
       도파민                              노르아드레날린
(흥분, 정열, 욕구, 환호)    ⇔    (불안, 공황, 웅크림)
========================================================
                          ▲
                       세로토닌
  (도파민과 노르아드레날린을 조절, 행복, 편안함, 각성)
```

　즉 '세로토닌'은 부교감 신경을 담당하여 행복감과 편안함을 만들어주며 교

　감신경 쪽의 도파민과 노르아드레날린의 균형을 유지시켜 건강한 마음을 만드는 데 매우 중요한 물질이다. 호르몬 성분이 아니지만, 일명 행복 호르몬이라고 한다.

　'세로토닌'의 작용을 구체적으로 살펴보면 다음과 같다.

- 대뇌피질에 영향: 조용한 각성상태(명상 시 느낌)
- 자율신경에 영향: 전반적인 몸 컨디션 조절
- 근육에 영향: 바른 자세, 행복한 얼굴 표정
- 감각에 영향: 통증 억제, 진통 효과

　이처럼 '세로토닌'의 작용은 매우 광범위하며 우리 일상적인 생활에 있어 중요한 역할을 담당하고 있고 감정의 부조화를 조절해주는 중재자 역할도 수행하고 있다.

그렇기에 정상적인 '세로토닌'의 분비나 전달에 문제가 발생하면 여러 가지 정신적·정서적·육체적 문제가 발생한다.

- 우울증: 세로토닌 수치 저하(플루옥세틴: 프로작·세로토닌 흡수 억제제 투여)
- 성격장애: 세로토닌 분비, 전달과 관련
- 폭식증: 세로토닌이 포만감을 주고 식욕조절 욕구를 상승시킴
- 공황장애: 세로토닌 기능 저하와 관련
- 강박장애: 세로토닌 기능 저하, 수용체의 감수성 증가가 원인
- 섬유근육통: 세로토닌 수치 저하로 통증에 민감해진 상태로 인식됨. 항우울제 투여가 기본 치료방법

현대의학에서는 세로토닌 분비 부족이나 기능 저하를 치료하기 위하여 다양한 약물들(대부분 항우울제)을 처방, 투여하고 있으나 부작용이 심각한 편이며 금단현상도 강하게 나타나 여러 가지 문제가 제기되고 있다.

대표적인 부작용은 자살 충동 증가이다. 그래서 소아, 청소년에게는 항우울제 투여가 금지 또는 제한되어 있다. 우울증으로 자살하는 경우 우울증 자체의 문제인지 아니

면 항우울제 복용 부작용인지 그 구분조차 명확하지 않은 실정이다.

이외에 세로토닌을 인위적으로 분비, 작용을 증가시키는 항우울제의 부작용들을 살펴보면, 불면증, 두통, 피로, 불만, 성욕감소, 초조, 환각, 혼수, 어지러움, 구토, 설사 등 매우 다양하고 심각한 부작용이 보고되어 있으며 금단현상(초조, 불안 등)도 심각하여 장기간의 항우울제 복용은 피하는 것이 좋다.

그렇다면 항우울제 성분인 양약을 복용하는 방법 말고 일상적인 생활에서 '세로토닌'의 분비나 작용을 증가시키는 방법은 없을까?

다음은 '세로토닌' 분비와 작용 정상화를 위한 방법들이다.

- 명상: 세로토닌 분비 증가 효과
- 복식호흡(단전호흡): 복근 운동을 통한 세로토닌 분비 증가
- 햇빛 쐬기: 멜라토닌을 적게 합성시켜 뇌 내 세로토닌 함량을 증가시킨다.
- 걷기운동, 스트레칭, 춤, 웃기, 노래
- 식사: 유제품(우유, 치즈), 탄수화물, 콩 식품류

우울증을 진단받았다고 하더라도 바로 항우울제를 처방받아 복용하는 것보다는 '세로토닌' 분비를 촉진하는 여러 방법을 시행하면서 심리치료, 상담치료 등으로 극복하는 것이 건강에 훨씬 도움이 될 것이다. 현재 항우울제를 복용하고 있다면 가능한 노력을 다하여 점차 약을 줄이거나 중단할 것을 권장한다.

우울증 증상

우울증은 명칭은 하나이나 나타나는 증상들은 매우 다양하다. 우울증 증상들을 알아보자.

1. 신체적 증상

(1) 두통: 뇌에서 분비되는 각종 호르몬과 신경전달물질의 불균형으로 인하여 두통 증상이 발생한다.

(2) 만성통증, 전신통증: 대표적으로 섬유근육통이란 질병이 있는데 전신의 19군데 포인트 중 11군데 이상에서 통증이 나타날 때 진단한다. 대부분 통증과 함께 만성피로, 우울, 불면 등 정신신경계통의 증상들이 동반된다. 치료약으로 항우울제를 처방한다.

(3) 불규칙한 수면: 아침에 늦게까지 잠을 자며 일어날 때부터 피로감을 호소한다. 또한, 불면증 증상도 동시에 나타나 잠들기가 힘들며 꿈도 많이 꾸게 된다.

(4) 무기력: 항상 피곤을 호소하고 무기력하다. 의욕이 상실되어 새로운 일에 대한 도전이 힘들고 성취욕도 사라진다.

(5) 식욕 저하: 음식에 무관심해지거나 음식의 맛을 모른다. 우울증 증상이 심할수록 식욕이 저하되고 체중이 감소한다.

(6) 성욕 감퇴: 성적인 욕구가 감퇴하는데, 특히 여성들에게서 심한 편이다.

(7) 외모에 대한 무관심: 남자는 면도나 몸 씻기 등을 게을리하게 되며, 여자는 머리를 가꾸거나 새로운 옷을 사는 등 외모에 대해 신경을 쓰지 않는다.

(8) 그 외에 심계항진, 호흡곤란, 가슴 답답 등 다양한 신체적 증상이 나타난다.

2. 정서적 증상

(1) 애정 상실: 배우자나 자식들에 대한 애정이 감소하기 시작하고, 다른 사람들에 대한 관심이 감소한다.

(2) 슬픔: 기쁘고, 즐겁고, 재미난 일들이나 감정들이 줄어들고 웃음이 사라지며 감정이 가라앉아 표정도 어두워지고 쉽게 슬퍼하고 울음이 많아진다.

(3) 분노: 화를 내는 일들이 많아진다. 타인에 대한 분노로 시작하여 시간이 흐르면서 스스로에 대한 분노로 발전한다.

(4) 예민한 감수성: 즐거워하는 사람들에게 짜증을 내고, 본인을 도와주고 조언하는 사람들에게 저항하

며, 쉽게 화를 내고 쉽게 흥분한다.

(5) 불안, 걱정, 공포: 근심 걱정이 많아지고 늘 불안하며 심하면 공포감을 느끼기도 한다.

(6) 절망: 과거에 대한 후회와 미래에 대한 두려움이 절망감을 이끌어 낸다.

3. 삶의 시기별로 나타나는 우울증

(1) 청소년기: 학업 스트레스와 친구들과의 관계(집단 따돌림), 선생님이나 부모님과의 관계에서 우울증이 발생한다.

(2) 청년기: 취업 스트레스와 이성 관계 등의 자극으로 우울증이 나타난다.

(3) 장년기: 임신과 출산, 직무 스트레스, 배우자와의 관계, 자녀들의 학업이나 사춘기, 경제적 문제, 남성·여성의 갱년기 등의 자극이 우울증을 유발한다.

(4) 노년기: 질병, 건강 염려증, 배우자와의 이별, 과거에 대한 후회 등이 노년기 우울증을 유발한다.

우울증의 증상은 매우 다양하며 심리적·정신적·육체적인 증상들로 발현되는데 육체적인 문제[만성피로, 기운 없음, 만성질병(당뇨, 중풍, 암 등)]가 정신과 마음에 영향을 주어 우울증이 발생하기도 하며, 반대로 정신적인 문제(학업, 취직, 이성, 경제적인 문제 등 다양한 스트레스와 외부 환경)가 악화되어 육체적인 증상까지 유발하기도 한다.

그러므로 우울증 탈출과 치료에서 정신적인 측면과 육체적인 측면 이 두 가지를 잘 살피고 상호 개선하려는 노력이 필요하다.

우울증 구분

우울증의 발병 원인과 증상을 구분하는 것은 우울증의 치료와 탈출에서 매우 중요하다. 나의 우울증 증상이 어느 분류에 속하는지 스스로 한번 확인해 보자!

1. 반응성 우울증

외부적인 자극이나 사건(시험 낙방, 사업 실패, 실직, 사별 등)에 반응하여 나타나는 우울증이다. 반응성 우울증은 전체 우울증 환자의 약 75%를 차지하며 내인성 우울증보다 증상이 비교적 가볍고 심리적 치료에 잘 반응한다. 당신의 우울한 마음에 직접적인 외부 원인이 있다면 명상치료, 심리치료 등으로 빠르게 호전될 수 있다.

2. 내인성 우울증

몸 내부에서 일어나는 여러 가지 문제(호르몬 문제, 신경전달물질, 자율신경계, 질병)에 의해 발생한다. 보통 항우울제에 잘 반응하며 몸 상태에 따라 증상이 심해질 수 있다. 당신의 우울증이 특별한 외부적 요인 없이 발생하였다면 양약·한약 복용, 명상치료 등 다방면의 노력이 필요할 수 있다.

3. 우울증의 경·중

경도 우울증의 경우 우울하고 슬픈 마음, 무기력, 의욕 저하, 두려움 등의 심리적 증상과 식욕부진, 소화 장애, 가슴 답답 등 신체적인 증상이 나타나지만, 자살 충동 등 심각한 정서적 변화는 극히 드물다. 반면 중한 우울증의 경우엔 정신적인 고통이 훨씬 심하고 신체적인 증상들도 확연히 나타나며 수면장애, 성 기능 감퇴, 지연성 우울(행동의 지연과 혼수상태), 격정성 우울(초조, 불안, 공포, 자살 충동) 등의 심각한 증상들이 나타난다.

4. 정신병적 양상

피해의식, 편집, 망상, 착각, 환각, 환청, 착란, 기억력 감퇴, 자살 충동 등 다양한 정신병적 증상들이 우울증과 동반된다.

5. 가면 우울

우울한 기분을 감추기 위한 증상들을 의미한다. 청소년기에는 무단결석, 과잉행동, 성적저하, 가출 등으로 나타나며, 성인기에는 알코올 중독, 도박, 폭력 등으로 나타나고, 노년기에는 가성치매 등으로 나타난다.

우울증이 발생하는 원인은 크게 정신분석이론, 인지이론, 대인관계이론으로 구분할 수 있다.

1. 정신분석이론

정신분석학자 프로이트는 아동기의 여러 가지 경험들이 우울증의 원인으로 작용한다고 주장한다. 즉 아동기 동안의 욕구불만이나 과잉충족이 정신적 성숙을 멈추게 하고 사랑하는 대상에 의존성을 가지게 하며 상실된 애정에 대한 자신의 분노가 우울증의 원인이 된다는 것이다.

2. 인지이론

사람의 인지적인 기초는 체질적이거나 과거경험 등에 의하여 형성되는데, 인지장애로 인하여 자신의 과거, 현재, 미래에 대한 부정적인 생각과 불신, 그리고 잘못된 가정과 추측으로 현실을 왜곡하고 비논리적인 결론을 내림으로써 우울증을 유발한다고 한다.

3. 대인관계이론

사람들과의 관계에서 친구가 적거나 집단 따돌림을 받거나 다른 이들의 지지가 적을 때 우울증에 걸리기 쉽다.

그러므로 어릴 적부터 가족들의 따뜻한 보살핌, 좋은 친구 관계, 사회성의 학습이 매우 중요하다.

물론 내가 경험하고 투병하고 있는 우울증의 발병 원인과 구분은 전문가의 진료와 진단에 의해 확진할 수 있겠지만, 스스로 어느 정도는 인식하고 있는 것이 자가 치유나 적극적인 치료에 도움이 된다. 내 우울증은 심리적인 문제일까, 육체적인 문제일까, 반응성일까, 내인성일까? 한번 스스로를 곰곰이 뒤돌아보고 자신의 문제를 체크해 보자!

조울증(양극성 장애)

우울증과 밀접한 관련이 있는 조울증, 즉 양극성 장애 (Bipolar disorder)를 알아보자. 양극성 장애는 우울증과 달리 조증이 나타나며 양극성 장애 1, 2와 순환성 장애로 구분된다. 조울증에서 나타나는 조증은 즐거움의 개념이 아닌 고양되고, 과민하고 과잉된 기분 상태로 본질은 우울한 감정을 자신과 격리해 보상작용으로 나오는 증상이다. 즉 조울증의 70% 정도는 우울증에서 시작되며 우울증보다 예후가 더 좋지 못하다.

1. 양극성 장애 1

조증과 우울증이 교대로 또는 조증이 반복적으로 나타나는 증상으로, 1주 이상 지속하는 한 번 이상의 조증이나 조증과 우울증이 혼합된 증상이 동반되는 특징이 있다. 대표적인 증상을 보면, 정신적으로는 생각의 비약, 산만함, 고양감, 자신감, 의기양양, 행복감, 생동감, 심한 기분의 동요, 비난을 참지 못하는 등의 증상이 있으며, 신체적으로는 말이 많아짐, 외향적, 공격적인 성향, 성욕 증가, 과다행동, 수면부족, 체중감소 등의 증상이 나타난다.

2. 양극성 장애 2

양극성 장애 1보다 조증이 심하지 않으며 우울증 상태의 지속이 더 길다. 여성들에게 많이 발생하고 약 10%가 자살을 시도한다.

3. 순환성 장애

순환성 장애는 양극성 장애 2 유형이 경한 상태일 때 진단되며, 적어도 2년 이상의 조증과 우울증이 교대로 나타나는 증상이다.

현대의학적 조울증의 약물치료를 살펴보면 다음과 같다.

1. 리튬

리튬은 노르에피네프린, 세로토닌, 도파민, 아세틸콜린 수용체 등 신경전달물질을 안정시키는 작용으로 조증을 완화해 준다. 부작용으로 소화기 장애(오심, 구토, 설사), 다뇨증, 부종, 입 마름, 기억력 장애, 두통, 진전(손발이 떨림), 갑상선 기능 저하증 등이 나타날 수 있으며, 과다 복용 시 이명, 현훈, 혼수상태, 사망에 이를 수 있다.

2. 항경련제

중추신경계에 작용해서 흥분을 억제하는 역할을 한다. 부작용으로는 현기증, 시력장애, 두통, 진전, 입 마름, 재생불량성 빈혈, 혈소판 감소증 등이 있다. 양극성 장애(조울증) 환자들은 일반적인 항우울제 복용에 신중을 기해야 한다. 조증 기간(고양, 과민, 과잉된 기분 상태)에 항우울제를 복용하면 자살 충동이 증가한다는 보고가 있다. 또한, 뇌 내 세로토닌 성분이 과잉되어 세로토닌 증후군(초조, 불안, 심박동 수 증가, 설사, 두통, 근육경련, 고열, 발작, 불규칙한 심장박동, 의식상실, 사망)이 발생하여 심하면 사망에 이르기도 한다. 그러므로 조울증 환자들에게 항우울제를 처방하는 의사들은 조증기간과 울증기간을 반드시 구분하여 투여에 신중을 기하여야 하며, 조울증 환자들 스스로도 조증 기간에는 가능한 항우울제 복용을 중단하여 자신의 건강을 지켜야 한다.

우울증 자가진단

　정확한 우울증 진단은 전문가의 진료와 상담, 검사가 필요하다. 그러나 병원에 가기 전에 먼저 자신의 우울증 정도를 체크해 보자. 본인이 경미한 우울증인지, 적극적인 치료를 받아야 할 중등도 이상의 우울증인지 판단이 필요하며, 자신의 우울증 상태를 체크하여 우울증 증상을 탈출하는 방법들에 대해서도 고려해야 한다.

　다음은 전 세계적으로 많이 사용되는 우울한 마음의 상태를 진단하는 방법 두 가지이다.

　<세계보건기구의 우울증 진단 기준>
　1. 우울한 기분이 든다.
　2. 흥미와 즐거움을 상실했다.
　3. 피로감이 증가하고 활동성 저하를 초래하는 기억력 감퇴 등으로 고통을 받는다.
　4. 집중력과 주의력이 감소했다.
　5. 자존심과 자신감이 감소했다.
　6. 죄의식과 자신이 쓸모없다는 느낌이 든다.

7. 미래가 비관적으로 생각된다.

8. 자해나 자살 행위 또는 생각이 든다.

9. 수면 장애(불면, 꿈을 많이 꿈)

10. 식욕 감퇴

판단: 1~3의 증세로 고통을 겪고 있으면서 4~10의 증세가 나타나면 우울한 상태다.

<미국 정신의학회의 우울증 진단 기준>

1. 주관적 설명(슬프거나 우울하다)이나 타인에 의한 관찰에 의해 거의 매일 흥미가 감소한 것으로 나타난다.

2. 거의 매일 스스로의 설명이나 타인의 관찰에 의해 우울한 기분이 나타난다.

3. 식이요법을 하지 않는데도 체중 감소나 체중 증가 현상, 또는 거의 매일 식욕의 감소나 증가 현상이 나타난다.

4. 거의 매일 불면 또는 과수면 증상이 나타난다.

5. 거의 매일 정신적인 흥분 또는 지체 현상이 나타난다.

6. 거의 매일 피로감 또는 에너지 상실 느낌이 나타난다.

7. 거의 매일 자신의 무가치함 또는 과도하고 부적절한 죄책감을 느낀다.

8. 거의 매일 사고와 집중력 감소 또는 결정 곤란이 나타난다.

9. 반복적인 죽음에 대한 생각, 구체적 계획이 없는 반복적인 자살 생각, 또는 자살 시도나 자살하려는 구체적 계획을 한다.

위 증상 중 5가지 이상이 2주일 동안 나타났고, 과거의 기능과 차이를 나타냈다면 우울한 상태이거나 우울증 증상으로 볼 수 있다.

만약 당신이 자가진단을 통해 우울증 상태로 판단된다면 먼저 운동(걷기, 스트레칭, 요가 등)과 명상(집중명상, 마음챙김명상), 식이요법 등을 시도해 봐야 하며, 이러한 자가 노력에도 불구하고 증상이 악화된다면 전문 의료인(양의사, 한의사)의 진료와 치료가 필요하다.

마음의 감기라고 가볍게 생각하고 방치해서는 안 된다. 마치 반복적인 물방울이 바위에 구멍을 내듯이 우울한 마음 상태는 시간이 지나면서 육체에 영향을 미치게 되고 자신의 노력만으론 탈출하기 어려운 질병 상태로 악화될 수 있기 때문이다.

우울증 예방과 극복을 위한 생활수칙

우울증을 예방하고 극복할 수 있는 자기 노력(식이요법, 운동요법, 명상 등)을 살펴보자. 우울증을 유발하는 주요 물질인 '세로토닌'은 우리 몸 안에서 약 80%가 소화관 내에 존재한다. 그만큼 식사 패턴과 관련성이 많다.

〈우울증을 예방하고 극복하는 생활수칙〉

1. 인스턴트식품을 적게 먹자

과도한 인스턴트 섭취는 미네랄이 부족하게 되어 의욕과 성욕 저하의 원인이 된다. 또한, 비타민이 부족하여 신경이 예민해지거나 숙면을 방해받는다. 방부제나 식품첨가물이 포함된 인스턴트 음식에서 자연식으로 식단을 변경하자.

2. 술, 담배는 스트레스의 적

과도한 음주는 뇌 신경전달물질의 재료로 사용되는 나이아신과 엽산이 부족하게 되어 뇌 기능 저하의 원인이 되며, 흡연은 스트레스에 효과적인 비타민을 소모시킨다.

3. 지나친 다이어트는 피하자

식사량을 줄이는 다이어트는 체내 근육(단백질)을 감소시킨다. 단백질은 신경전달물질의 원료로 작용하므로 단백질이 부족해지면 뇌 기능을 저하시킬 수 있다.

4. 편식하는 습관은 우울증을 악화시킨다

황제 다이어트처럼 단백질만 섭취하는 편식은 우울증을 유발하며, 반대로 채식만 하는 채식주의의 경우엔 단백질 부족으로 세로토닌의 대사과정에 좋지 않은 영향을 줄 수 있으므로 가능한 단백질, 탄수화물, 지방질, 무기질의 균형된 식사습관이 중요하다.

5. 우울증을 예방하고 탈출을 도와주는 음식

- 탄수화물: 오트밀, 통밀, 잡곡류, 현미 등 자연식 탄수화물이 효과적이다.
- 단백질: 육류(쇠고기, 닭고기), 생선, 콩, 콩 제품, 우유, 요구르트 등 단백질 성분은 신경전달 물질 수용체의 재료로 사용된다.
- 오메가 3: 연어, 고등어, 멸치, 청어, 송어 등에 많이 함유되어 있으며 세로토닌 분비를 촉진한다고 알려

져 있다.

- 비타민 C: 블루베리, 자몽, 키위, 오렌지, 고추, 감자, 딸기, 토마토
- 비타민 E: 마가린, 견과류(호두, 땅콩, 잣 등), 식물성 기름(올리브기름)
- 비타민 D: 기름진 생선(고등어, 참치), 달걀, 우유, 버섯
- 비타민 B6: 감자, 옥수수, 녹색 채소, 시금치, 브로콜리, 오렌지

6. 과도한 카페인, 설탕 섭취는 우울증의 적

커피 등 카페인을 과다 섭취하면 중추신경계를 자극하여 마음이 불안해질 수 있으며, 우울할 때 섭취하는 설탕이 함유된 단 음식은 신경과민, 현기증, 갈증, 불안감을 일으킬 수 있으므로 피하는 것이 좋다.

7. 운동은 우울증의 가장 효과적인 약이다

움직이기 싫어하고 의욕이 줄어드는 우울증을 예방, 극복하기 위해선 오전에 야외에서 규칙적으로 시행하는 운동이 매우 효과적이다. 스트레칭, 걷기운동, 복식호흡 또는 본인이 조금이라도 흥미를 느끼는 운동을 시작해보자.

8. 춤과 노래는 우울증 치료 방법이다

한의학에서는 '육자결'이라는 발성치료법이 있다. 특정한 음을 발성하여 몸 안의 탁한 기운을 배출시키는 치료법인데 노래를 통해서도 가능하다. 노래교실을 다니거나 좋아하는 노래를 따라 부르면 답답하고 막혀 있던 기혈이 풀린다. 또한 춤(종류 상관없이 좋아하는 춤)은 관절과 근육을 이완시키고 기혈순환을 촉진하는 좋은 우울증 자가치료법이다. 춤 동호회에 가입하여 함께 춤을 배워보자.

9. 명상은 세로토닌 분비를 촉진한다

이미 서양에서는 명상이 세로토닌 분비를 촉진한다는 사실을 증명하였다. 수많은 명상 기법 중 본인이 편안하고 잘 집중되는 방법을 선택하여 한 번에 5~15분씩 하루 세 번 이상 해보자. 특히 저녁 시간의 명상은 종일 긴장되어 있던 몸과 마음을 이완시켜 주며 숙면을 도와준다.

명상 방법에는 다음과 같은 것들이 있다.

- 집중명상: 특정 단어나 기도문, 숫자, 호흡 등에 집중하는 명상 기법
- 마음챙김명상: 몸에서 느껴지는 느낌이나 주위의 풍경, 소리 등에 집중하는 명상 기법
- 이미지 명상: 본인이 좋아하는 이미지, 영상, 과거

의 행복했던 기억 등을 반복하여 떠올리며 잡념을
줄여나가는 명상 기법
- 걷기명상: 가볍게 산책을 하면서 주위의 특정 이미
지에 집중하는 명상 기법

이처럼 다양한 명상 방법 중 어느 하나를 선택하든지
아니면 여러 종류의 명상 방법을 번갈아 가면서 시도해
보는 방법도 효과적이다. 다만 명상을 통해 분비되는 세
로토닌은 뇌 내 작용 시간이 짧으므로 가능하다면 짧게
여러 번 반복하는 것이 좋다.

제2부

명상이란?

명상이란?

오래전부터 내려오는 '명상'은 힌두교, 불교, 가톨릭, 기독교 등의 종교와 동양 사상의 결합체라고 말할 수 있다.

<명상의 사전적 의미>
· 고요히 눈을 감고 깊이 생각한다.
· 마음을 자연스럽게 안으로 몰입하고 내면의 자아를 확립하거나 종교 수행을 위한 정신집중을 일컫는 말
· 우리 몸 안팎의 특정 자극(호흡, 단어, 느낌 등)에 정신을 집중함으로써 마음을 고요히 가라앉히고 비우는 동양 전래의 정신 수양법
· Medi는 라틴어로 '치료하다'라는 의미이며 명상 (Meditation)은 정신치료의 개념이다.

<명상의 의의>
· 명상은 심신수련 프로그램이다: 명상은 마음을 다스려 몸에 좋은 영향을 미치거나 스스로 질병을 치유하는 방법이다.

- 명상은 스트레스 관리 프로그램이다: 한의학적으로는 화병(火), 서양의학 개념은 스트레스, 만병의 원인인 스트레스를 관리하여 질병을 예방하고 치유하는 방법이다.
- 명상은 심신 치유와 깨달음을 얻기 위한 프로그램이다: 마음의 안정과 몸의 건강상태를 넘어서 깨달음을 추구한다.
- 명상은 마음의 평화를 얻기 위한 프로그램이다: 모든 종교적인 활동도 크게 보면 명상의 일환이다(기도, 염불, 묵상 등).
- 명상은 지금 여기에서 충실한 삶을 사는 것이다: 과거에 대한 후회와 미래의 불안감을 넘어서 지금 이 순간에 집중한다.

명상을 하는 목적은 건강과 깨달음이다. 건강은 종합건강(육체적 건강, 정신적 건강, 사회적 건강, 영적 건강)으로 세계보건기구(WHO)가 추구하는 건강항목과 동일하다. 명상을 하면 건강이 유지되고 증진되며 질병도 예방되고 이미 든 질병이 치유되는 효과도 있다. 명상의 이상적인 목표는 병을 예방해서 건강을 유지하고 한 걸음 더 나아가 건강을 증진하는 것이지만 이미 질병이 생긴 경우에는 의학적인 치료가 필요하다.

현대는 통합의학 시대라고 한다. 즉 서양의학과 동양의학, 그리고 보완대체의학을 합해서 치료해야 완벽한 치료를 할 수 있는 시대가 되었다는 뜻이다. 명상은 통합의학 중 보완대체의학에 속한다. 이미 의료 선진국인 미국과 유럽에서는 1960년대부터 명상에 대한 과학적·의학적 연구와 실험을 통해 명상의 효과와 작용기전을 규명하여 뇌과학으로 발전되고 있으며 수많은 난치성 질병 치료에 명상 기법을 도입하여 현대의학적 치료와 병행하고 있다.

이제 명상은 단순히 동양적 종교(힌두교, 불교), 학문(한의학, 기공학), 참선에 국한되지 않고 전 세계적인 심신 수련법 또는 자기 치유법으로 발전하고 있다. 명상은 누구나 할 수 있고, 어디서나 할 수 있으며, 경제적인 부담이나 약물 부작용 없이 자신의 질병 치유에 도움이 되며, 각종 난치성 질환(우울증, 불면증, 불안증, 공황장애, 조울증, 섬유근육통, 암 등)의 보완대체의학 치료법이다. 결론적으로 명상은 진리와 행복에 이르는 지름길이다.

명상의 역사

명상은 수천 년 전부터 동양에서 시작되어 발전해온 종합 심신 건강 프로그램이다.

1. 인도의 힌두교(요가): 명상을 통해 보다 높은 경지의 수행에 도달하려는 목적

자세와 호흡을 가다듬고 정신을 한곳에 집중시켜 마음을 현재 상태에 집중하는 방법으로 현대적 명상의 시작으로 볼 수 있다. 명상 기법이 다양한 것과 같이 요가도 다양한 방법과 목적이 있는데, 박티 요가(Bhakti yoga: 종교적 의식을 통하여 절대자에게 모든 것을 바치고 신에게 의지), 주나나 요가(Jnana yoga: 자연의 힘에 대한 체험적 지식을 수록한 경전을 공부, 이성 개발을 위한 지식 요가), 카르마 요가(Karma yoga: 행위와 사회활동에 대한 규제), 탄트라 요가(Tantra yoga: 욕망 통제로 육신의 해방과 해탈을 추구), 하타 요가(Hata yoga: 음양 조화를 추구하여 건강과 아름다움을 회복), 라자 요가(Raja yoga: 심리적 통제를 통한 심신과학 요가), 쿤달리니 요가(Kundalini yoga: 신경 능력을 개발), 만트라 요가(Mantra yoga: 특정 발성에 집중) 등이 있다.

요가의 8단계 항목을 정리해 보면 다음과 같다.

(1) 도덕적 단련: 1단계(선을 행하라), 2단계(악은 금한다)
(2) 육체적 단련: 3단계(호흡), 4단계(동작)
(3) 정신적 단련: 5단계(제감), 6단계(집중), 7단계(응념), 8단계(삼매)

요가에서 몸과 마음과 호흡을 조절하는 방법은 오랜 시간을 통해 전해지면서 참선, 기공, 단전호흡, 명상의 기초가 되었다.

2. 인도의 불교(부처님 명상): 요가의 어려운 동작을 배제하고, 자연스러운 호흡과 집중을 추구한다

부처님은 요가를 오래 수련해 보신 끝에 지나친 고행과 난행을 순화시킬 필요성을 절감하여 어려운 신체동작은 제외하고 호흡도 쉽고 안전한 방법으로 변경시켜 6단계 명상으로 정리하였다.

(1) 수식(數息: 숨의 수를 헤아려 마음을 호흡에 집중)
들숨과 날숨에 마음을 모으고 그 숨의 수를 헤아려 마

음을 호흡에 집중하는 수행방법으로, 모든 수행의 기초
가 되며 삼매를 닦는 '사마타' 수행의 예비단계이다.

  (2) 상수식(相隨息: 호흡을 고요히 지켜보며 알아차리는
      수행법)
  날숨과 들숨을 고요히 지켜보며 알아차리는 수행법으
로서 '위파사나(비파사나)' 수행의 예비단계이다.

  (3) 지(止: 한곳에 집중한다)
  '定', '寂', '사마타'라고 하며 마음이 호흡을 세지 않고
한곳에 응집되어 삼매에 이르는 경계이다.

  (4) 관(觀: 지켜본다, 관조한다)
  '조(照)', '혜(慧)', '위파사나'라고 하며 깨어 있는 마음으
로 일체의 실상을 보는 경계이다.

  (5) 환(還)
  止와 觀의 수행을 함께 운용하여 자신의 내면으로 돌아
와 일체 대상 세계의 일반적 특성을 체득하는 경계이다.

  (6) 정(淨)
  자기의 인식 과정에서 깨달음과 청정(淸靜)에 이르러

열반을 성취하는 경계이다.

3. 중국의 불교(달마대사가 정리한 참선)

부처님의 후대 제자인 인도 출신의 달마대사가 중국에서 불교 전도 활동 중, 중국의 유교, 도교 등 제자백가 사상과 도인술, 기공 등 심신수련 프로그램을 접하여 양측의 장점은 통섭하고 부족한 점은 재정리해서 만든 프로그램이다. 부처님의 명상이 6단계인 데 비해 달마대사의 참선은 2단계로 그 숫자가 줄어들고 인도와 중국의 사상이 통섭되어 있다.

(1) 사마타(집중: 止, 定, 靜)

원래는 명상의 3요소인 몸과 마음, 호흡을 하나로 통합한다는 의미이지만, 달마대사의 사마타는 마음을 잡념과 망념으로 흩어지지 않도록 하나의 대상에 집중하며 부동심을 만든다는 뜻으로 사용했다.

- 지(止): 잡념과 망념을 그친다.
- 정(定): 정처 없이 흘러다니는 생각과 감정을 배가 흘러가지 않도록 닻을 내리듯 잡아맨다는 비유이다.
- 적(寂): 번거롭고 혼란스런 마음을 조용하게 가라앉힌다.

(2) 위파사나(관조: 觀, 照, 慧)

세상만사가 이루어지고 전개되는 실상을 있는 그대로 관찰한다는 의미다. 어떤 판단도 하지 아니하고 다만 예의주시하며 통찰할 뿐이다. 특히 감정의 흐름과 생각의 움직임을 통찰해야 한다.

- 관(觀): 나의 몸과 감각과 마음과 세상만사의 운행을 있는 그대로 지켜본다.
- 조(照): 모든 것이 어떻게 존재하고 운행되고 있는지를 알아보기 위해 전등으로 비춰보는 의미이다.
- 혜(慧): 만유일체에 대해 통찰을 얻는다.

4. 중국의 도교(도인술): 호흡과 동작을 이용하여 질병 예방, 수명 연장

도인술은 중국 고대부터 전해 내려오는 프로그램으로 다른 방법들에 비해 신체의 동작을 강조하여 명상의 2대 목적 중 건강에 더 비중을 둔다.

5. 중국과 한국(기공): 호흡과 동작을 이용한 기수련 방법

기(氣), 즉 에너지는 인체의 생명활동을 운영하는 기본으로 한의학에서는 호흡과 음식을 통해 인체 내에서 만들어진다고 인식한다. 기공 수련은 수천 가지의 다양한 방법들이 전해지고 있으나 그 기본은 호흡과 동작을 통해 기를 축적하고 질병을 예방하며 치료하고 수명을 연장시키는 것이다.

기, 즉 에너지는 의념(마음의 집중)에 의하여 움직이는 존재로 인식하여 기공을 수련할 때에는 마음의 집중을 중시하는데 이는 명상 기법과 일치한다.

이상이 동양에서 시작되어 발전해온 명상의 역사이다. 그렇다면 서양의 명상의 역사는 어떠한가? 서양에서 시작된 종교인 기독교와 가톨릭에서 시행하는 기도와 묵상이 여러 모로 명상과 유사한 점이 많다. 기독교와 가톨릭에서는 내향적인 명상(내면의 자기 자신을 파악, 동양의 명상)과 달리 외향적인 명상(하나님을 향한 명상)을 통해 구원을 갈망한다.

6. 하나님에 대한 의식 집중, 기도문을 통한 집중, 성서 독서를 통한 집중

동·서양의 명상의 역사를 정리해 보면 종교와 철학에서 시작되어 발전하였으나 가장 기본적인 원리에는 공통점이 있다. 즉 잡념을 버리고 한곳으로 집중하여 마음을 편안하게 가지며, 자연스러운 호흡 등을 통해 몸과 마음의 건강상태를 증진하고 깨달음을 얻거나 하나님께 완전히 귀의하는 과정이라고 볼 수 있겠다.

현대 명상

기나긴 역사를 자랑하는 명상은 21세기에 들어와 꽃을 피우고 있다. 아마도 물질문명의 발달로 인하여 먹고 살아가는 데 부족함이 없어지면서 정신적인 부족감이나 빠르게 변화해가는 현대사회에 대한 반작용이라 생각된다.

현대 명상의 분야를 살펴보면 다음과 같다.

1. TM명상

초월명상이라고도 불리며 1950년대 인도의 요기 마헤시라에 의해 알려졌다. 만트라라는 특정 단어나 음을 반복하여 정신을 집중하는 명상법이다. 마음의 안정을 통해 내면의 깨달음과 행복을 추구하는 것이 목적이다. 전 세계적으로 약 500만 명 이상이 초월명상을 시행하고 있으며 1968년 하버드 대학교 의과대학 심장내과 교수인 허버트 벤슨 박사가 임상 시험을 통해 뇌의 알파파 증가 효과를 입증한 이후 지속적으로 초월명상의 의학적 효과를 연구 발표하고 있다.

2. 법륜공

중국에서 이홍지가 창시한 법륜공은 1992년 중국 기공과학연구회에 등록된 기공 수련 및 명상 방법이다. 불교의 상승수련대법으로서 불교와 도교, 기공과 과학적 이론이 결합되어 있으며 진(眞) · 선(善) · 인(忍)을 근본으로 심성을 수련하고 동작을 연마하는 수련법이다.

동작이 간단하고 여러 종교와 철학이 결합되어 전 세계적으로 약 1억 명 정도가 수련하고 있다. 그러나 중국 정부는 '사교(邪敎) 집단'으로 판단하여 중국 내 수련과 모임을 금지하고 있다.

3. 틱낫한 스님 – 생활명상

1926년 베트남에서 태어나 "모든 불교는 삶에 참여한다"는 참여불교운동을 주창하고, 1961년 미국으로 건너가 대학교에서 강의하면서 베트남 반전평화운동을 전개하였다. 1973년에 프랑스로 망명한 이후 봉사활동과 명상 공동체를 설립하고 세계 각국으로 다니면서 강연과 저술활동을 하고 있다.

4. 하버드 의대 허버트 벤슨 박사 – 과학명상(집중명상)

하버드 의대 교수로 재직 중 초월명상 수련자들의 요청으로 의학적인 방법을 통해 명상을 연구하기 시작했다.

스트레스 해소와 질병 치유를 위해 1975년 하버드 의대 부속병원에서 '이완반응법'을 치료에 도입하였다. 불교의 수련법인 사마타(samatha, 止)의 효과를 과학적, 의학적으로 입증한 최초의 서양의학자이다.

5. MIT의대 존 카밧진 교수 - 마음챙김명상(스트레스 감소 프로그램: MBSR)

하버드 의대 허버트 벤슨 박사의 연구 이후 많은 과학자, 의학자들의 명상에 대한 연구가 증가하였다. 특히 존 카밧진 교수는 마음챙김명상을 연구하여 스트레스 감소 프로그램을 만들었다. 집중명상이 특정 대상에 주의를 집중하는 것이라면 마음챙김명상은 지금 이곳에 나타나는 그 무엇이든(소리, 감각 등) 그것에 초점을 두고 집중하는 명상 기법이다. 불교의 위파사나(vipassana, 觀) 수행법과 연결된다.

최근 한국에서도 명상을 스트레스 해소와 건강증진, 자가 치유에 도입하는 의료기관과 단체들이 증가하고 있다. 대표적으로 강동 경희대 병원 웰리스 센터의 김종우 교수, 힐리언스 선마을 이시형 박사, 생활명상아카데미의 활용명상, 청담인 한의원의 명상치료 등이 있으며 대한불교 조계종에서 시행 중인 템플스테이도 대표적인 명상 프로그램이다.

명상과 의학의 만남

　명상은 1960년대 후반 미국 하버드 의대에서 처음으로 과학적, 의학적 효과를 연구하기 시작하였다. 바로 그 장본인이 지금은 명상에 대해 많은 논문과 서적을 출판한 심장전문의 허버트 벤슨 교수이다. 1968년 스트레스와 혈압과의 관계를 연구하던 허버트 벤슨 교수에게 초월명상(TM명상) 수련자들이 찾아와 명상을 통해 혈압을 내릴 수 있다고 임상시험을 부탁하면서부터 본격적인 연구가 시작되었다.

　명상 수행 전, 명상하는 동안, 명상 수행 후에 측정한 수치를 살펴보면 심장 박동 수, 산소 섭취율, 일산화탄소 배출률 등이 감소하였으며, 이완반응의 지표가 되는 피부 전기저항이 4배 증가하였고, 뇌파에서는 알파파가 증가하는 결과가 나타났다.

　이러한 임상시험 결과를 바탕으로 허버트 벤슨 교수는 하버드 의대 부속병원에 '이완반응'을 치료기법으로 도입하였으며, 1975년 출판한 『이완반응(Relaxation Response)』은 전 세계적으로 베스트셀러가 되었다.

'스트레스'라는 용어는 라틴어에서 시작되었으며 '팽팽하게 잡아 당겨진' 상태를 의미한다. 한의학의 음양의 개념과 유사하게 우리 마음에도 긴장상태(stress)와 이완상태(relaxation)가 있다. 20세기부터 의학적으로 연구가 시작된 스트레스는 위협이나 위험에 대처하기 위한 '투쟁 또는 도피반응'으로 설명된다. 또한, 스트레스가 직접 우리들의 몸에 많은 영향을 미치며 질병을 유발하는 원인으로 작용한다는 사실과 마음의 이완반응이 혈압을 떨어뜨리고 부교감 신경을 활성화해 몸과 마음에 긍정적인 효과를 준다는 사실도 밝혀졌다.

허버트 벤슨 교수가 시행하고 있는 집중명상, 이완반응의 방식은 다음과 같다.

- 조용한 곳에서 의식적으로 몸과 마음의 긴장을 풀고, 눈을 감는다.
- 만트라(짧은 기도문이나 단어: 나무아미타불, 관세음보살, 옴마니 반메홈, 옴, 기독교적 기도문, 본인의 종교나 신념에 맞는 단어)에 의식을 집중한다.
- 잡념이나 다른 생각이 떠오르면 싸우지 말고 잠시 잡념을 생각하다 다시 만트라로 주의를 집중한다 (수동적인 주의집중이 중요).
- 하루 10~20분 정도씩 두 번 반복한다.

1994년 미국국립보건원(National Institute of Health, NIH) 산하 대체의학연구소(Office of Alternative Medicine, OAM) 에서 발간한 『명상연구총람』을 살펴보면, 1970~1994년 까지의 명상에 관한 과학적, 의학적 연구의 대부분은 허버트 벤슨 교수의 '이완반응법'을 사용하고 있다. 이는 허버트 벤슨 교수의 명상 연구와 실제 임상에서 환자들에게 시행한 '이완반응'이 상당히 과학적이고 효과적이며 또한 의학과 명상의 최초의 만남이라는 사실을 의미한다.

　　허버트 벤슨 교수는 동양에서 시작된 명상 방법에 개인의 깊은 믿음(신념요소)이 결합하면 질병 치유와 건강 증진에 매우 효과적인 방법이 된다고 주장한다.

- 두통을 경감시킨다.
- 혈압을 내리고, 고혈압 치료에 도움을 준다.
- 협심증으로 인한 통증을 줄일 수 있다.
- 불면증을 이길 수 있다.
- 과호흡 증후군 발작을 예방할 수 있다.
- 항암 치료 효과를 증가시킨다.
- 공황발작을 제어할 수 있게 도와준다.
- 집중력과 창의력을 향상시키는 효과가 있다.

　　이렇듯 다양한 명상의 효과는 허버트 벤슨 교수의 과

학적·의학적 연구를 시작으로 현재까지도 계속하여 다
양한 방면에서 증명되고 있으며 많은 질병 치료에 활용
되고 있다.

명상의 과학적 연구

1960년대 말 미국 하버드 의대 허버트 벤슨 교수의 연구를 시작으로 명상에 대한 과학적인 연구는 현재까지도 계속되고 있으며 많은 결과가 발표되고 있다.

명상의 과학적 연구 결과들을 살펴보면 다음과 같다.

1. 존 카밧진(Kabat-Zinn) 교수(매사추세츠 의대 스트레스 완화 클리닉 센터장)

동양의 명상 기법 중 마음챙김명상을 연구하고 스트레스 완화 프로그램(Mindfulness-Based Stress Reduction, MBSR)을 개발하여 그 효과를 임상적·과학적으로 증명하고 있다.

마음챙김명상은 불교의 위파사나(vipassana, 觀) 명상에서 시작된 명상 기법으로 허버트 벤슨 교수의 집중명상(과학명상)과는 다르게 현재 즉 지금 여기에서 마음에 집중하고 깨어 있는 방법이다.

판단하려 하지 말고, 인내심을 가지고, 초심을 유지하며, 믿음을 가지고, 지나치게 애쓰지 말고, 수용하며, 내려놓는 마음가짐을 강조한다. 즉 본인의 호흡, 몸의 느낌,

마음의 변화, 주위의 소리 등에 집중하면서 자연스럽게 의식을 흘러가게 하는 명상 기법이다.

2. 다르마 싱 칼샤 박사(미국 치매예방재단 총재, 애리조나 주 치매치료 전문클리닉)

요가와 명상이 서로 결합된 명상 형태일수록 내분비 기관을 활성화해 스트레스를 줄여주고 치매를 예방하는 데 더욱 효과적이라고 주장한다.

3. 제프리 슈와르츠(정신과 전문의)

뇌 영상·기능(fMRI, PET), 뇌 해부학과 인지행동치료를 연구하고 있다. 특히 불안장애, 강박장애 환자들이 뇌검사(신경·기능 영상)상 이상이 발견되었으며, 명상 기법을 이용한 인지행동치료를 통해 뇌에 변화를 주어 증상의 호전이 가능하다고 발표하였다.

4. 다니엘 시겔[하버드 의과대학 졸업, UCLA 의과대학 정신과 교수, 마인드사이트(Mindsight)연구소 운영]

다니엘 시겔 교수는 마음챙김명상을 연구하면서 대인관계 신경생물학(Interpersonal Neuro-biology)을 개발하였다. 뇌에서 마음이 생겨난다는 것이 신경학적·분자적 수준에서 검증되면서 마음을 '에너지와 정보의 흐름'으로 정의하였다.

5. 사라 라자르(존스 홉킨스 대학 졸업, 하버드 대학 박사, 매사추세츠 종합병원 정신의학부 연구원)

- 2000년 발표 논문: 기능성 자기공명영상장치(fMRI) 로 확인한 결과 명상이 뇌의 기능에 영향을 미치는 것으로 증명되었다.
- 2005년 발표 논문: 명상이 대뇌피질의 두께 증가와 연관이 있다고 발표하였다. 주기적인 명상수행이 감각과 관련된 뇌 피질의 증가와 연관되어 있어 있다는 것을 보여준다. 또한, 명상은 주의와 관련된 전두엽과 두정엽의 피질을 활성화하고, 각성과 자동조절과 관련된 전대상피질, 편도체, 중뇌, 해마를 활성화시킨다.
- 2010년 논문: 위파사나 명상 수행이 뇌의 특정 부분의 회색질의 밀도를 증가시킨다는 연구 결과를 발표하였다. 이는 뇌가 규칙적인 명상에 의하여 기능적·구조적인 변화가 가능하다는 사실로 매우 획기적인 발견이었다.

이상의 결과들을 종합해보면 수천 년간 동양에서 전해

내려오던 명상이 20세기 과학과 의학의 발전에 힘입어 과학적으로 효과가 증명되고 있다. 초기에 뇌파 검사와 신체 기능 검사에서 시작된 과학적 연구는 기능성 자기 공명장치 등 첨단 검사기계들의 도움으로 이제 뇌의 기능적, 구조적인 변화들을 연구하고 있으며, 나아가 인간의 마음과 마음을 움직이는 힘의 원리에까지 도전하고 있다.

이러한 연구결과들의 발표는 미국뿐만 아니라 전 세계적으로 명상 열풍을 불게 하고 있으며 우리나라 역시 명상의 효과에 대한 과학적, 의학적 연구와 더불어 다양한 방면에서 명상 기법 활용을 시도하고 있다.

명상의 효과

명상은 수많은 장점과 여러 가지 효과를 가지고 있는 심신이완 기법이다. 대표적인 명상의 효과는 스트레스 해소, 집중력 강화, 면역기능 개선, 신경전달물질인 세로토닌의 분비 등이다.

1. 스트레스 해소

현대를 살아가고 있는 우리들의 건강을 가장 위협하는 요소는 바로 스트레스다. 스트레스는 심리적 문제(우울증, 불면증, 불안증, 강박증, 공황장애 등)뿐만 아니라 육체적인 문제(피로, 소화기 질환, 호흡기 질환, 암 발병 등)를 일으키는 주범이다.

명상을 하면 스트레스 시 나타나는 여러 가지 증상들과는 반대로 마음이 편안해지고, 근육이 이완되며, 혈압과 호흡률이 낮아지는 평화로운 상태가 나타난다. 즉 부교감신경계가 활성화되어 스트레스로부터 인간을 보호해 준다.

연구결과에 따르면 우리의 뇌에서 좌측 전전두엽은 행

복과 같은 긍정적 정서와 연결되어 있고, 우측 전전두엽은 불행이나 우울한 감정과 관련이 있다. 수십 년간 명상을 수행한 티베트의 고승은 좌측 전전두엽의 활동이 매우 큰 폭으로 상승하여 있다. 즉 반복적인 명상 수행이 스트레스를 줄이고 행복한 마음을 가져다준다.

명상을 통한 스트레스 해소가 불안, 긴장, 적개심, 우울, 두통, 고혈압, 심장 부정맥, 만성 통증, 불면증, 과호흡증후군, 월경증후군, 불임, 요통, 공황발작, 콜레스테롤 수치, 항암 치료 부작용, 에이즈 치료 부작용 등에 효과가 있는 것으로 과학적 연구들을 통해 입증되고 있다.

2. 집중력 강화

명상에 대한 연구는 뇌의 기능과 작용에 대한 연구라고 말할 정도로 뇌의 구조적, 기능적 변화에 초점을 맞추고 있다. 대표적인 연구 방법의 하나가 뇌파를 검사하는 것이다. 뇌는 전기적 활동으로 작동되는데 뇌파(腦波)는 신경계에서 뇌신경 사이에 신호가 전달될 때 생기는 전기의 흐름이며 뇌의 활동 상황을 측정하는 가장 중요한 지표이다.

뇌파는 주파수가 느린 순서대로 아래와 같이 구분된다.

· 델타(δ)파: 수면상태 뇌파
· 세타(θ)파: 깊은 명상, 창의적 활동, 통찰력 발현

- 알파(α)파: 이완 상태, 편안하고 안정된 상태
- 베타(β)파: 일상적인 활동을 할 때

　명상 시에 알파파와 세타파가 발생되며, 특히 전반적인 뇌 기능은 안정됨과 동시에 특정한 뇌 기능은 오히려 활성화되어 집중력과 창의력이 개선된다고 알려져 있다.
　이러한 연구결과는 명상이 학업 스트레스를 줄여주고, 공부의 능률을 향상시키는 집중력을 강화해 공부하는 학생들과 시험을 준비하는 입시생들에게 많은 도움을 줄 수 있음을 증명한다. 최근 미국의 애플, 구글 같은 굴지의 대기업과 한국의 삼성, 엘지 등 기업들에서 명상 프로그램을 적극적으로 도입하는 이유도 여기에 있다.

3. 면역기능 강화
　면역력이 우리 몸에 얼마나 중요한 역할을 하는지는 강조할 필요도 없는 사실이다.
　명상이 면역력을 개선하는 효과도 과학적으로 증명되었다. 미국 위스콘신 대학에서 명상을 하는 사람과 명상을 하지 않는 사람에게 독감백신을 접종해 항체변화를 알아보는 실험을 했다. 그 결과 명상을 하는 사람이 그렇지 않은 그룹에 비해 더 높은 항체 변화를 나타냈다. 또한, 오랜 기간 명상을 해왔던 사람들의 NK세포(대표적인

면역세포, 암세포 살해) 혈중 활성도를 비교 측정한 결과 일반인들에 비하여 높게 나타났다. 미국의 마하리시 자연의학 예방연구소에서는 명상을 20년 이상 해온 사람들을 연구한 결과 수명이 연장되고 특히 암이나 심장병으로 인한 사망률이 30% 이상 적게 나타났다.

이는 명상을 통해서 부교감 신경계가 활성화되며 코티졸이라는 스트레스 호르몬이 억제되어 면역계가 활성화된 결과이다.

4. 신경전달물질인 세로토닌 분비 증가

뇌에서 분비되는 신경전달물질인 세로토닌이 명상 수련으로 증가하는 것이 규명되었다. 세로토닌은 인간의 감정, 수면, 기억, 식욕 등을 조절하는 물질로 행복 호르몬이라고도 불린다. 세로토닌의 분비가 부족하면 우울증, 불안증, 불면증 등 다양한 정신증상이 유발되는데 이를 치료하는 신경정신과 약물들은 대부분 뇌 내 세로토닌의 양을 증가시키는 것을 목적으로 한다. 문제는 현재까지 개발된 약들이 수많은 부작용(자살 충동 증가, 금단현상 등)이 있다는 사실이다. 그러나 명상은 특별한 부작용 없이 뇌 내 세로토닌 분비를 촉진하여 우울증, 불면증, 불안증, 공황장애 등 많은 신경정신과적 질환에 최적의 약으로 작용할 수 있다.

이렇게 다양한 명상의 효과들이 연구, 증명되어 현재는 많은 난치성 질병(우울증, 불안증, 공황장애, 불면증, 섬유근육통, 암 등)을 극복하는 데 있어 기존의 현대의학적 치료와 한의학적 치료에 명상이 병행되고 있으며 우수한 효과들이 보고되고 있다.

우울증과 명상

우울증은 마음의 병이고 뇌 의학적으로는 뇌 내 신경 전달물질인 세로토닌 분비 부족으로 알려져 있다. 현대 의학적으로는 우울증을 치료하기 위하여 항우울제(세로토닌 재흡수제, 프로작)를 많이 처방하고 있으며 정신분석이나 심리상담, 인지행동치료 등 다양한 방면으로 치료를 시도하고 있고, 한의학적으로도 우울한 기분을 개선하고 전신 상태를 치료하기 위하여 한약, 침구치료, 심리상담 등의 노력을 하고 있다. 그러나 마음의 문제를 화학약품이나 심리상담만으로 해결하기에는 너무나 부족한 실정이다. 그래서 최근에 미국 등 선진국에서는 명상 기법을 우울증 치료에 적극적으로 도입하고 있고 상당한 효과를 발표하고 있다.

앞서 언급한 것과 같이 명상의 시작은 동양의 힌두교, 요가, 불교, 참선, 기공수련 등이었지만 과학적 연구는 미국에서 시작되어 명상의 효과에 대한 다양한 논문 발표들이 있었다.

우울증에 대한 명상치료는 한마디로 마음에 근육을 만

들어 우울한 마음 상태에서 탈출하게 하는 것과 같다. 또한, 명상이 뇌 전전두엽 피질을 활성화하여 신경전달물질인 세로토닌 분비를 촉진한다는 사실도 우울증 치료에 명상을 도입해야 할 명확한 근거이다. 다만 명상을 통한 뇌 내 세로토닌 분비 및 작용 시간이 짧은 편이라 하루 한 번 긴 시간을 명상하는 것보다는 짧게(5분, 10분) 자주 하는 것이 더 효과적이라는 사실도 증명되었다.

우리의 마음은 상당히 복잡한 구조와 신호로 구성되어 있다. 뇌와 신경, 에너지와 정보, 몸과 마음의 상호기능, 외부적인 환경변화와 스트레스 등 마음에 영향을 주는 요인들은 상당히 많다. 그렇기에 마음을 치료하는 방법 역시 어느 한 가지 기법보다는 다양한 방법들이 필요하며 의학적, 한의학적, 심리학적, 명상의학적 노력이 병행되어야 한다.

<우울증 치료와 탈출을 위한 명상의 장점>
· 명상은 최고의 스트레스 해소 프로그램이다.
· 명상은 신경전달물질인 세로토닌 분비를 촉진한다.
· 명상은 마음의 근육을 만들어 여러 가지 불안정한 마음에서 탈출하게 한다.
· 명상은 누구나 쉽게 할 수 있다.
· 명상은 언제 어디서나 할 수 있다.

다만 명상을 통한 우울증 치료에 한 가지 전제가 있다. 반드시 본인 스스로 우울증을 이겨내려는 의지가 있어야 하며, 명상 지도자나 의사의 지시와 조언에 따르고 스스로 노력해야만 한다. 이러한 노력에 현대의학과 심리학, 한의학적인 치료기법들이 병행된다면 우울증은 결코 난치병이나 평생 불치병이 아닌 탈출 가능한 마음의 병으로 정의될 것이다.

제3부

명상을 통한
우울증 극복

집중명상 따라 하기

  우울증은 현대의학에서는 뇌의 신경전달물질인 세로
토닌 분비 부족을 원인으로 파악하고 있으며, 한의학에
서는 외부 환경의 변화(스트레스)에 따른 기순환 장애로
판단한다. 그러나 화학물질인 세로토닌을 보충하여도, 기
순환 문제를 치료하여도 우울증 탈출은 매우 어려운 것
이 현실이다. 그 이유는 우리의 마음이 어디서 생겨나고
어디로 흘러가며 어떻게 변화하는지에 대한 명확한 해답
이 없기 때문이다.

  마음은 정보와 에너지의 흐름이라고 한다. 정보는 태
어나면서 지금까지 경험하고 배우는 과정에서 얻어진 결
과이며, 에너지는 외부에서 받은 에너지와 내부에서 생
성되는 에너지의 흐름이다. 결과적으로 명상은 세로토닌
생성 + 기순환 개선 + 마음 컨트롤 효과를 모두 가지고
있기에 우울증을 예방하고 탈출하는 데 가장 효과적인
치료법이라고 확신한다.

  집중명상법은 요가와 불교에서 시작된 명상 기법의 하
나로 현대에 들어와 미국 하버드 의대 허버트 벤슨 교수

에 의해 연구되어 전 세계적으로 알려진 방법이다. 불교와 참선에서는 사마타(samatha, 止)라 하며, 다음과 같이 세 가지 마음 상태를 유지하고 집중하는 방법이다.

- 지(止): 마음속의 잡념, 망상을 멈춘다, 중단한다, 그친다.
- 정(定): 흘러가는 생각들을 고정시킨다.
- 정(靜): 고요한 마음을 유지한다.

우울증 환자는 생각이 많고 과거를 떠올리고 후회하며 미래에 대한 걱정이 많다는 특징이 있다. 이러한 생각들이 꼬리에 꼬리를 물면서 떠오르게 되면 불안, 우울, 공포 등 걷잡을 수 없는 생각과 망상의 늪으로 빠져들어 버린다. 그러므로 어느 한 가지에 마음을 집중하는 집중명상은 잡념이 많은 우울증 환자, 불면증 환자, 불안증 환자들에게 매우 효과적인 자기 치유법이다.

간단하고 효과적인 집중명상법을 소개하니 한 번에 5~10분 정도, 하루 3번 이상 따라 해 보자.

1. **수식법(數息法): 마음속으로 본인의 호흡을 세면서 호흡에 집중하는 명상 방법**

(1) 자세: 편안하게 앉거나 누워서(잠들지 않아야 한다) 지그시 눈을 감는다.

(2) 준비동작(먼저 심호흡을 세 번 한다)

(3) 자연스럽게 호흡한다(숨을 들이마시면서 숨~, 숨을 내쉬면서 하나라고 속으로 센다).

(4) 숨 하나, 숨 둘, 숨 셋, 숨 넷 ~~ 숨 열. 호흡 10번을 한 세트로 정한다.

(5) 5세트(호흡 50번)를 연속하여 이어나간다. 다 마친 후에 눈을 뜬다.

(6) 중요한 사항 하나! 중간에 잡념이 들면 잠시 잡념에 대해 생각하다 다시 호흡을 세는 의식으로 돌아온다. 이때는 다시 "숨 하나"부터 시작해야 한다.

(7) 처음에는 잡념이 많이 생겨 연속하여 10회 5세트를 달성하는 데 시간이 오래 걸린다. 그러나 자연스러운 현상이므로 실망할 것은 없다. 연습을 통해 집중력이 개선되면서 50회를 이어가는 시간도 줄어들게 된다.

(8) 중요한 것은 잡념이나 다른 생각과 싸우려 하지 말고, 자연스럽게 떠오르는 생각이 있으면 잠시 그 생각에 머물다가 다시 호흡으로 돌아오는 과정이다.

2. 만트라(특정 단어에 집중): 마음속으로 특정 단어
   를 반복하며 집중하는 명상 방법

(1) 자세: 편안하게 앉거나 누워서(잠들지 않아야 한다)
   지그시 눈을 감는다.

(2) 준비동작(먼저 심호흡을 세 번 한다)

(3) 자연스럽게 호흡을 하면서 특정 단어를 반복하여
   생각하며 집중한다.

(4) 특정 단어 선택은 본인 스스로 한다(짧은 단어, 문
   구를 생각해 보자).

· 불교 신자: 숨을 들이마시면서 '나무아미타불', 숨을
  내쉬면서 '관세음보살'

· 기독교, 가톨릭 신자: 숨을 들이마시면서 '주님의 은
  총', 숨을 내쉬면서 '감사합니다', 또는 특정 단어 '하
  나님', '예수님', '성모 마리아님' 등

· 무교인 경우: 사랑, 평화, 행복, 건강, 사랑하는 사람
  의 이름 등 자신에게 의미가 있고, 들이쉬는 숨과
  내쉬는 숨의 리듬에 맞고, 말하고 기억하기 쉬운 단
  어나 문장

* 수식법과 같이 잡념이 떠오르면 잡념과 싸우지 말고
  그냥 '괜찮다'라고 생각한 후 다시 만트라에 집중한
  다(잡념을 알아차리고 다시 만트라로 돌아오는 주의

집중이 중요하다).

　우울증 극복을 위한 매우 효과적인 명상방법이다. 중요한 것은 우울한 마음에서 탈출하고 우울증 자체를 극복하기 위한 본인의 의지이며, 명상 시 발생하는 세로토닌은 뇌 내 작용시간이 그리 길지 않기에 하루에 10~20분씩 3번 이상 반복하는 것이 효과적이다. 물론 처음 명상을 시작하는 경우 30분 정도 하기도 쉽지 않으니 욕심부리지 말고 한 번에 10분, 하루 3번을 목표로 시작하여 점차 시간과 횟수를 늘려나가는 것이 좋다.

마음챙김명상 따라 하기

전통적인 명상 방법은 크게 집중명상(사마타, samatha, 止)과 마음챙김명상(위파사나, vipassana, 觀)으로 구분할 수 있다. 집중명상의 효과를 의학과 과학적 방법으로 규명한 학자는 하버드 의대의 허버트 벤슨 교수이며, 마음챙김명상을 연구한 학자는 매사추세츠 의대의 존 카밧진 교수이다.

마음챙김명상은 비파사나, 위파사나로 불리는 요가와 불교의 명상 기법에 뿌리를 두고 있는데 한마디로 '깨어 있기'라는 단어로 요약된다.

- 관(觀): 자신의 마음을 관찰한다.
- 조(照): 마음을 비쳐 본다.
- 혜(慧): 마음을 통찰하는 지혜

즉 집중명상이 호흡이나 특정 단어, 문구에 의식을 집중하면서 잡념을 배제하는 방식이라면, 마음챙김명상은 호흡, 느낌 등을 있는 그대로, 흘러가는 대로 관찰하고 주시하는 명상 방법이다.

우리의 마음은 외부 환경이나 자극 또는 과거(후회), 현재(괴로움), 미래(걱정)의 생각들로 흔들리고 휘둘리게 된다. 이러한 마음의 문제들을 해결하기 위하여 그 문제들에 집중하지 말고 내 몸과 마음의 상태를 주의 깊게 관찰하고 한 발짝 떨어져서 나를 바라보는 연습이 필요하다.

존 카밧진 교수가 주장하는 마음챙김명상의 요점은 다음과 같다.

- 판단하려 하지 말라(객관적인 관점이 필요).
- 인내심을 가져라(쉽게 집중이 안 된다 하여도 계속하여 명상하라).
- 초심을 유지하라(열린 마음이 필요하다).
- 믿음을 가져라(자신과 자신의 느낌에 대한 믿음).
- 지나치게 애쓰지 마라.
- 수용하라(있는 그대로를 바라보라).
- 내려놓아라(집착하지 마라).

우울증 환자들이 비교적 쉽게 시작할 수 있는 마음챙김명상 방법을 소개한다. 불교와 기공수련에서 시작된 상수법(相隨法)으로 마음속으로 본인의 호흡을 관찰하고 집중하는 명상 방법이다.

- 자세: 편안하게 앉거나 누워서(잠들지 않아야 한다), 지그시 눈을 감는다.
- 준비동작(먼저 심호흡을 세 번 한다)
- 자연스럽게 호흡한다.
- 의식적으로 숨이 들어오고 나가는 것을 관찰한다 (살펴본다).
- 숨이 편안하게 잘 들어오고 나가는지, 숨이 들어올 때 어디까지 들어오는지(아랫배, 단전), 나의 호흡은 편안한지, 지켜보고 바라보기만 한다.
- 가능하다면 하루 한 번 이상, 한 번에 20분 정도씩 반복한다.
- 명상 중 발생하는 잡념이나 다른 생각과 싸우거나 투쟁하려 들지 말고, 자연스럽게 떠오르는 생각이 있으면 잠시 그 생각에 머물다가 다시 호흡으로 돌아오는 것이 중요하다.

집중명상이 마음속의 잡념을 줄여나가며 어느 특정 단어나 문구에 반복하여 집중함으로써 심신의 편안함을 추구한다면, 마음챙김명상은 몸과 마음, 호흡의 상태를 바라보며 관찰하여 잡념을 비우면서 깨어 있는 의식을 추구하는 것이 특징이다. 우울증 환자의 경우엔 둘 중 한 가지 방식을 선택하여 반복하여 수련하거나 아니면 오전에는 집중명상, 오후에는 마음챙김명상을 번갈아 가면서 하는 것이 좋다. 본인이 더 편안한 방법, 더 잘 되는 방법 부터 시작해 보자.

걷기명상 따라 하기

　우울한 마음 상태일 때, 특히 우울증 환자들이 가만히 앉아 10분, 20분 동안 명상을 한다는 것은 말처럼 쉽지는 않다. 이런 경우 매우 쉽게 시작할 수 있고 효과적인 명상 방법이 바로 걷기명상이다.

　걷는 운동은 신진대사를 촉진하고 혈액순환을 개선하며 많은 산소를 몸 안으로 유입시켜 체지방을 줄여주는 가장 완벽한 운동이다. 한의학적으로도 하체로 기(에너지)를 순환시켜 수승화강(水升火降)을 도와주고 기혈순환을 도와주는 매우 유익한 운동이다. 이렇게 신체적으로 좋은 영향을 주는 운동과 더불어 명상을 병행한다면 몸과 마음에 이보다 더 좋은 보약은 없을 것이다.

- 마음이 우울하다면
- 가슴이 답답하다면
- 의욕이 없고, 기력이 달린다면
- 우울증 진단을 받았다면
- 항우울제 복용을 중단하고 싶다면

오늘부터 밖으로 나가서 걷기명상을 시작해 보자!

우울증 환자들에게 효과적인 걷기명상법에는 몇 가지 원칙이 있다.

- 날씨가 좋고 햇빛이 있고 바람이 세지 않는 날씨가 좋다(햇빛은 세로토닌 분비를 촉진하며, 바람이 세면 명상에 집중하기 어렵다).
- 가능하면 매일 걷기명상을 시행하자.
- 오전에 30분, 오후에 30분 하루 2번 이상 시행하자.
- 경사가 심한 오르막이나 내리막, 등산보다는 평지 걷기가 효과적이다(너무 힘들면 호흡이 가빠지고 명상 집중이 어렵다).

1. 집중명상 걷기

(1) 시선 집중 걷기명상
- 멀리 떨어져 있는 사물(산, 나무, 길, 바위 등)에 시선을 집중한다. 마치 낚싯줄을 멀리 던지듯 시선을 고정하고, 낚싯줄을 감는 기분으로 가까이 걸어간다. 가까워지면 멀리 있는 다른 대상으로 시선을 이동시킨다.
- 의식과 시선을 멀리 있는 사물에 집중하며, 잡념이

발생하면 잠시 생각하다 다시 사물에 집중하는 것을 반복한다.
- 걷는 속도와 호흡은 힘들지 않게 자연스러운 정도가 좋다.
- 한 번에 30분 정도 걷기운동과 명상을 병행한다.

(2) 호흡 집중 걷기명상
- 자연스러운 호흡과 편안하게 걷기를 병행한다.
- 의식을 호흡에 집중한다.
- 숨이 들어오고 나가는 과정에 집중한다.
- 호흡을 마음속으로 세면서 걸을 수도 있다. 아니면 발걸음을 마음속으로 세면서 걸을 수도 있다. 본인이 편안한 방법을 선택한다.

2. 마음챙김명상 걷기
- 사물이나 호흡, 발걸음 등에 집중하기가 어렵다면 마음챙김명상 기법을 이용해 보자. 걷는 그 자체를 바라보고 지켜보며 그대로 내버려 둔다.
- 걸을 때는 그냥 걷기만 하라! 불교의 격언으로 수많은 잡념에서 빠져나와 몸과 일체가 되어 보자. 지금 이 순간, 여기, 걷는 내 몸과 발자국을 바라보자.
- 자연스러운 호흡과 긴장을 풀은 몸, 그리고 편안한

발걸음으로 걷기를 시작한다.

- 땅에 닿은 발의 느낌을 느껴보고, 자신의 걸음걸이에 주의를 기울여 보며, 몸의 어느 일부에 긴장이 있지는 않은지 살펴보자.
- 호흡은 편안한지, 자세는 바른지 체크해 보면서 바람과 햇빛과 자연을 감상해 보자.
- 의식이 흘러가는 대로 내버려 두면서 자연스러운 걷기를 계속하다 보면 어느 순간 마음이 편안해지고 기분이 좋아짐을 느낄 것이다.

한의학에 음양이 있고 기공 수련에 동공과 정공이 있듯이 우울증을 탈출하기 위한 명상에도 정공명상(가만히 앉거나 누워서 하는 명상)과 동공명상(몸을 움직이며 하는 명상)이 있다. 정공명상 시 잡념이 많이 발생하고 정신을 집중하기 어렵다면 일단 밖으로 나가 가벼운 산책을 하면서 동공명상을 시도해 보자.

걷기운동이 신진대사를 촉진하고, 몸에 좋은 산소를 많이 흡수하며, 소화기능도 개선하고, 식욕도 촉진한다. 걷기운동 자체가 우울증을 극복하는 데 매우 효과적인 운동인데 여기에 명상 기법을 도입하여 병행한다면 우울증 탈출에 훌륭한 치료약으로 작용하게 된다.

호흡명상 따라 하기

　우울증 환자들의 특징 중 하나가 무기력, 기력 부족 증상이다. 몸과 마음은 서로 떨어진 존재가 아닌 상호 연결되어 유기적으로 작용하는 연결체이기에 몸이 피곤하고 기운이 없으면 우울한 마음이 생기며, 반대로 마음이 우울하면 몸에 기운이 떨어지고 무기력해진다. 이러한 무기력 증상을 호전시키는 명상방법이 바로 호흡명상이다.

　호흡명상법은 기공수련의 단전호흡법과 유사하다. 명상할 때 의식을 단전(아랫배)에 집중하며 자연의 에너지를 호흡을 통해 단전(아랫배, 우리 몸의 화력발전소)에 축적하게 하는 방법이다.

　우리 몸의 에너지는 한의학적으로 두 가지에 의해 발생되고 충전된다. 하나는 먹는 것(음식, 보약 등)이다. 단백질, 탄수화물, 지방, 채소, 과일, 무기질 등의 음식을 통해 에너지를 충전시키며 한약을 복용함으로써 부족한 에너지를 보충한다. 다른 하나는 호흡이다. 호흡을 통해 자연에 존재하는 에너지를 받아들이고 보충하는 것이다.

　기(에너지)는 의식에 의해 흐르며, 집중된다. 따라서 호흡을 자연스럽게 하면서 의식을 계속하여 아랫배(단전)에 집중하면 호흡을 통해 받아들여진 에너지가 단전에 축적되어 기력이 좋아지고 에너지가 보충된다. 즉 단전 호흡과 호흡명상은 단어는 달라도 의미와 효과는 같은 것이다.

<호흡명상법>
· 편안하게 앉거나 누워서 눈을 감는다.
· 자연스럽게 호흡을 이어 나간다.
· 의식을 단전(아랫배)에 집중한다.
· 중간에 잡념이 발생하면 잠시 생각을 하다 다시 의식은 아랫배로 돌아온다.
· 의식이 가는 곳으로 기(에너지)는 따라 흐른다.
· 의식을 아랫배에 집중하고 자연스러운 호흡을 반복하면 아랫배가 묵직해지거나 따뜻한 느낌들이 들게 된다. 그 느낌에도 집중하지 말고 계속 의식은 아랫배에 둔다.
· 집중명상과 마음챙김명상을 통합한 방법이다. 의식을 아랫배(단전)에 집중하는 것은 집중명상의 방법이며, 호흡을 느끼고 아랫배의 느낌을 바라보는 과정은 마음챙김명상의 방법이다.
· 기력이 많이 달리면 누워서 호흡명상을 해도 무방

하다. 다만 중간에 잠이 들면 기대했던 효과가 떨어
지니 졸리면 일단 한숨 자고 다시 시작하자.
· 하루 한 번, 한 번에 20∼30분씩 한 달만 꾸준히 해
도 기운이 충전되고 무기력증에서 탈출할 수 있다.
· 의식을 반복적으로 아랫배에 집중함으로써 호흡을
통해 얻은 에너지를 단전혈(丹田穴)에 충전시킬 수
있다.

호흡명상법은 우울증 환자들에게 매우 필요한 에너지
보충과 세로토닌 분비 촉진 효과가 있어 효과적이다. 다
만 처음 명상을 시작할 때는 호흡에 의식을 집중하기가
쉽지 않으니 일단 기본적인 집중명상, 마음챙김명상, 걷
기명상 순으로 진행하면서 어느 정도 명상이 몸에 익숙
해지면 호흡명상법도 병행해 보자.

명상 행동치유

　명상 행동치유란 우울증인 환자가 가지고 있는 우울증적인 행동(자세, 행동)을 여러 가지 효과적인 방법을 통해 바꾸는 작업을 지칭한다.

　우울증 성향을 보이거나 이미 우울증 상태인 환자들의 자세나 행동들의 특징을 살펴보면 다음과 같다.

1. 대화 시 상대방과 눈을 마주치지 못한다.
2. 앉아 있거나 서 있을 때 가슴을 움츠린다.
3. 걸어 다닐 때 땅만 보고 걷는다.
4. 아침에 눈을 뜨면 빨리 일어나지 못하고 이런저런 생각에 잠긴다.
5. 대부분의 일을 귀찮게 생각하고 무기력해한다.
6. 행동이 느리고 피동적이다.

　이러한 우울증적 행동을 개선하기 위하여 다음과 같은 행동치유가 필요하다.

1. 눈을 뜨자마자 일어나야 한다.

2. 아침에 체조나 산책을 시작한다.

3. 집안, 마당에서 에너지 순환 동공을 시행한다.

4. 혼자서 하기는 어렵기에 함께할 수 있는 사람이 있
   으면 더욱 좋다.

<에너지 순환 동공 7단계>

1. 숨을 들이마시면서 팔을 위로 올리고, 내쉬면서 천
   천히 팔을 내린다(3회 반복).

2. 전신에 힘을 빼고 상체와 팔을 좌우로 돌려준다(10
   회 반복).

3. 숨을 들이마시면서 양팔을 좌우로 뻗어 가슴을 확장
   시키고, 내쉬면서 제자리, 100회를 지속한다. 위축된
   가슴이 확장되고 구부정한 어깨가 펴지면서 자신감
   도 회복된다. 우울증 행동치유의 가장 중요한 동작
   이다.

4. 전신에 긴장을 풀고 좌우로 흔들어준다, 전후로 흔
   들어 준다, 상하(숨을 들이마시면서 발뒤꿈치를 들
   어 전신을 위로, 내쉬면서 전신을 땅에 놓는다)로 흔
   들어준다(좌우, 전후, 상하).

5. • 고개를 좌우로 흔들어 준다(50회 실시).
   • 숨을 들이마시면서 고개를 뒤로 젖히고, 내쉬면

서 고개를 앞으로 내린다(10회).

- 좌에서 우로 머리 돌리기, 우에서 좌로 머리 돌리기
- 허리 돌리기(좌에서 우로, 우에서 좌로)

6. 숨을 내쉬면서 쪼그려 앉고, 들이마시면서 상체를 올려 제자리로(10회)

7. 숨을 내쉬면서 상체를 앞으로 내리고, 들이마시면서 상체를 뒤로 젖힌다(10회).

이를 잘 따라 하면 어깨를 구부정하게 하고 시야를 내리깔아 땅을 보고 걷는 자세가 점차 가슴이 펴지고 호흡이 커지면서 자연스러워지고 시야는 전방을 주시하게 된다. 자세가 개선되면 마음도 개선되어(자신감 회복) 가벼운 상태의 우울증은 한 달 정도면 호전될 수 있다. 중증의 우울증은 6개월 정도 시행해야 자세가 개선된다.

반복적으로 시행하는 마인드 컨트롤(마음 단련)이 신체에 긍정적인 영향을 주는 것과 비슷하게 행동이나 동작, 호흡의 변화는 마음의 병인 우울증에 좋은 변화를 가져다준다. 가능하다면 매일 아침 식사 전에 집 밖으로 나가 15분 정도 에너지 순환 동공을 시행해 보자. 시간이 허락된다면 이 순환 동공 후 30분 정도 걷기명상을 함께 해주면 더욱 효과적이다.

명상 심리치유

　우울증 환자들에게는 특징적인 마음, 심리상태가 있다. 자신감 없는 마음, 부정적인 마음, 과거에 집착하는 심리, 불안 초조한 마음, 미래에 대한 불안 등이다. 이러한 우울증적인 마음을 개선하는 것이 '명상 심리치유'이다.

1. 현재, 지금 이 순간에 집중한다
- 과거: 과거에서 떠나야 한다. 과거에 집착하면 안 된다.
- 미래: 아직 오지 않았음, 불확정성인 미래에 대한 생각은 불안감을 조성할 수 있다.

그러므로 현재에만 집중하여야 한다. 그러나 대부분 우울증 환자는 과거나 미래에 생각이 머문다.

2. 명상은 생각을 과거와 미래가 아닌 현재로 가져오는 작업이다
- 현재 해야 하는 일에 대한 생각, 집중.
- 부정적인 생각을 멈춘다(止).

- 긍정적인 생각에 집중한다(定).
- 마음을 고요하고 평화롭게 만들어야 한다(寂).

3. 명상 심리치유의 실천방법

- 심호흡을 3번 하고 눈을 지그시 감는다.
- 집중명상: 긍정적이고 행복한 말을 마음속으로 반복한다(난 할 수 있다, 주님의 은총을 받고 있다, 부처님의 가호를 받고 있다). 반복하면 신념이 생기게 된다.
- 마음챙김명상: 몸에서 느껴지는 감각, 몸의 움직임(몸 상태, 호흡, 심장, 박동 등), 마음의 움직임(감정의 흐름, 생각이 바뀌는 것, 생각과 감정은 연결되어 있다) 등 모든 느낌을 인정하고 수용하고 구경만 한다, 관찰만 한다.

부정적인 생각은 부정적인 생각을 끌고 오며 결과적으로 부정적인 생각에 끌려다니게 된다. 마음챙김은 부정적인 마음에 끌려다니는 것이 아니라 구경을 하는 것이다.

부정적인 생각이 들면 화가 나는 감정이 발생한다. 그러나 마음챙김명상을 하면 부정적인 생각을 하는 것이 아니라 부정적인 생각을 또 하나의 내가 관찰하는 개념이기에 분노나 화가 나는 감정이 발생하지 않는다. 생각이나 감정에 말려 들어가지 않는 것이다.

관찰자 입장에서 구경해보자. 생각 ⇒ 감정 ⇒ 분노, 우울, 화남 등의 감정 변화를 관찰해보면 다음과 같은 장점들이 발생하게 된다.

1. 불구경, 싸움 구경 등 모든 구경은 재미가 있다. 이 제 나 자신의 감정과 생각의 변화들을 구경해 보자. 마치 싸움을 구경하는 동네 주민처럼 자신의 마음에서 발생하는 분노, 억울, 화남, 체념 등 감정의 변화를 가만히 관찰해 본다.
2. 구경하고 있는 사이에 느낌, 감정, 생각이 변화된다 (마음은 항상 변한다).
3. 생각과 감정에 대해 시간을 벌게 되어 자동반응이 나타나지 않고 이성적으로 최선책을 찾을 수 있는 시간을 얻게 된다.

'명상 심리치유'를 통하여 긍정적인 신념이 자리 잡고, 마음의 변화가 몸의 변화를 이끌게 되며, 관찰자 입장에서 바라본 스스로의 감정의 변화와 흐름을 통해 부정적인 마음이 긍정적인 마음으로 서서히 변화해 나간다.

명상 집단치유

우울증 환자들의 심리상태는 "다른 이들은 행복한데, 나만 불행하다"고 생각하는 특징이 있다. 바로 고립감과 타인들과의 비교에서 우울증이 시작되고 악화되는 것이다. 이러한 심리적인 문제를 해결하는 매우 효과적인 방법이 바로 '명상 집단치유'이다. 이미 일본, 미국, 유럽 등 선진국에서 시행 중인 치료법으로 동병상련의 원리가 작용한다.

- 비슷한 심리상태를 가지고 있는 환자들이 모인다.
- 우울증 환자들끼리 모여서 마음을 나누고 정보를 교환하며 서로 돕는다.
- 모이는 자체만으로 우울증의 50%는 호전할 수 있다.
- 나 혼자만 비극의 주인공이 아니다! 동료가 있다. 동병자가 있다.

<명상 심리치유 방법>
1. 주기적으로 모인다.

2. 서로 나눈다.
   - 처음 참가자(나는 이런저런 증상이 있다)
   - 두 번 이상 참가자(우울증에 초점을 맞추어 지난 1주일간 일어났던 일과 자신의 노력 등 체험담을 나눈다)
3. 서로에게 조언할 수 있다.
4. 전문가 초청 강의를 들을 수 있다.
5. 체험자 및 우울증 탈출에 성공한 이들의 강의를 듣는다.
6. 이것이 바로 "너는 나를 치료하고, 나는 너를 치료한다"의 개념이다.
7. 함께 집중명상, 마음챙김명상, 우울증 탈출 명상 등을 시행한다.

오래전부터 "기쁨은 나누면 배가 되고, 슬픔과 고통은 나누면 반이 된다"고 하였다. 우울한 마음으로 고생하는 이들에게는 질병, 경제적인 문제, 대인관계, 부모나 자식, 배우자와의 문제 등 다양한 원인이 있다. '명상 집단치유'를 통해 서로의 우울한 원인을 발표하고, 서로에게 조언을 해주며, 전문가의 강의를 듣고, 본인의 노력과 체험담을 이야기하며, 우울증을 탈출한 선배들의 성공담을 들으며 슬픔과 고통을 나누는 순간 당신의 우울증은 50%

이상 낮게 된다.

일단 모이는 것이 중요하며, 가능한 많은 이들의 참여가 개개인에게 힘이 된다. 또한, 모임을 이끌어가는 전문가의 힘도 필요하다. 생활명상아카데미와 청담인 한의원에서는 공동으로 매주 '명상 집단치유'의 시간을 마련하고 있다.

혼자의 힘만으론 탈출하기 힘든 우울증, 이제 '명상 집단치유' 프로그램에 참여하여 '동병상련'의 힘으로 탈출해보자.

명상 통신치유

우울증 환자들은 심리적인 불안정과 의욕저하로 인하여 외출을 하거나 병원에서 진료를 받거나 사람을 만나는 행동들을 피하는 경우가 많다. 온종일 집안에 있고, 일상적인 활동 외에는 의욕적으로 새로운 일을 시작하려 하지 않으며, 우울증을 주로 진료하는 신경정신과 진료를 기피하며, 심지어 주위 사람들과의 접촉도 피하게 된다. 특히 우리나라 사람들은 자신이 우울증 환자라고 말하는 것을 싫어하고, 병원에 가기도 싫어하며, 의사의 진료나 상담도 피하는 경우가 많다. 이렇게 중등도 이상의 상태로 진행된 우울증 환자는 어떻게 치료해야 할까?

'명상 통신치유'가 해결책이 될 수 있다. 명상 통신치유란 인터넷이나 전화통화, SNS 등을 이용하여 우울증으로 고통받고 있는 환자들의 상태를 정기적으로 체크하고 도움을 줄 수 있는 사람이 치유방법들을 제시하며 주기적으로 환자의 상태와 개선도를 체크하는 방법이다.

<명상 통신치유 방법>

1. 명상 집단치유 모임 참석이나 전문가 상담이 한 번은 반드시 필요하다.
2. 전문가의 도움으로 우울증 환자가 혼자 자가 치유할 수 있는 프로그램을 만든다. 행동치유, 심리치유, 명상치유 등을 환자가 부담을 가지지 않는 수준에서 제시해준다.
3. 1주일에 한 번씩 전화로 환자의 현재 상태 및 노력 여부, 증상 변화 등에 관해 확인 및 상담을 한다.
   · 1주일간 어느 정도 노력했는지?
   · 1주일간 꾸준히 하였는지?
   · 1주일간의 몸의 변화는 어떠한지?
   · 1주일간의 마음의 변화는 어떠한지?
4. 가능하다면 한 달에 한 번 정도는 직접 대면 상담을 시행한다.
5. 명상 통신치유는 직접 얼굴을 마주하지 않은 상태에서 상담하게 되므로 면담 형식보다 쉽게 마음을 열 수 있으며, 정신적인 부담감도 적고 전문가에 의해 관리를 받고 있다는 심리적인 안정을 유도하는 장점이 있다. 그러므로 다른 치료기법들에 비해 통신치유를 시행하는 전문가의 임상 경험이나 우울증에 대한 지식, 환자들과의 상담 기법 수준 등이 매우 중요

하며 우울증 환자들과의 라포르(심리적인 연대, 신뢰)가 핵심이라고 할 수 있다.

명상 영성치유

우울증 환자들을 상담, 진료, 치료하다 보면 간혹 의학적인 한계를 경험하게 된다. 현대의학적인 우울증 치료 약 복용, 심리 상담, 한의학적인 치료(침, 한약, 상담치료), 명상을 이용한 치료 등에도 전혀 반응하지 않거나 오히려 악화되는 경우들이 있으며 과학적으로 설명하기 힘든 현상들을 접하기도 한다. 바로 '빙의'라 불리는 귀신, 영혼, 혼령 등 종교적인 문제에서 기인한 우울증이다. 이러한 특수 우울증 환자들에게는 반드시 정확한 진단이 필요하다.

질병 상태인 우울증인지, 빙의 현상인지, 아니면 정신분열증인지를 진료와 상담을 통해 감별 진단한 후 원인에 알맞은 치료를 시행해야 한다. 환자가 의학적인 우울증인 경우라면 통합의학적 치료와 더불어 심리치유, 행동치유, 집단치유, 통신치유를 통해 우울증 상태가 개선 및 치료된다. 그러나 빙의(귀신이 환자의 정신을 지배하는 상태)인 경우에는 일반적인 우울증 치료로는 잘 호전이 안 되며 특별한 치료 기법들이 필요하다.

<종교를 통한 빙의 치료 기법>

- 기독교: 축사(목사가 기도를 통해 귀신을 쫓아냄)
- 불교: 천도제(제사를 통해 귀신을 달래어 환자와 분리한 후 하늘로 올림)
- 무속: 접신해원(무당이 귀신과 접하여 귀신의 대리인이 된다. 귀신에게 원망이나 소원이 있다면 이를 해결하여 억울함을 풀어주는 방법)

그렇다면 명상을 통한 '명상 영성치유'는 어떠한 방법일까? 원래 사람이 죽으면 육체와 영혼이 분리된다. 육체는 땅속으로 가야 하고 영혼도 가야 할 곳으로 가야 한다. 그러나 억울한 일들이 많으면 영혼이 가야 할 곳으로 가지 못하고 가족들이나 주위에서 떠돌게 된다.

억울하다, 슬프다, 화난다 등의 마음은 파동이며 에너지이다. 파동은 움직이는 존재이며 고유의 주파수가 있고 에너지는 많은 곳에서 적은 곳으로 흐르게 된다. 또한, 우주 만물은 각자 고유한 주파수가 있다(양자 물리학). 환자 자신이 기력이 약하고 방어력이 저하된 상태에서 슬프거나 억울하거나 화나는 마음을 가지게 되면 같은 파동과 주파수를 가진 혼령과 빙의 현상(주파수 동조)이 발생한다. 참고로 빙의는 정신력이 강하거나 신체가 건강한 경우엔 거의 발생하지 않는다.

이러한 원리로 발생한 빙의에 의한 우울증의 경우 치료법은 발생 원리와 정반대의 노력을 시행한다. 전문가의 상담과 지도를 통해 명상과 여러 가지 방법을 이용하여 빙의 환자의 부정적인 정서, 억울한 감정, 슬픈 감정을 개조시키면 마음의 주파수에 변화가 발생하여 혼령이 더 이상 같이하지 않고 스스로 환자의 정신세계에서 떠나가게 된다.

결론적으로 빙의현상과 빙의로 인한 특수 우울증의 경우 꾸준한 상담과 명상 영성치유를 통해 탈출할 수 있다.

제4부

서양의학적
우울증 치료

우울증 약물치료

우울증에 사용되는 현대의학적 약물들의 성분과 효과를 살펴본다.

1. 삼환계 항우울제(TCAS)

삼환계 항우울제에는 아민계 신경전달물질[노르에피네프린(norepinephrine), 세로토닌(serotonin), 도파민(dopamine)]이 신경 말단으로 다시 도입되는 것을 차단하는 것이다. 즉 각성, 집중, 행복감을 주는 물질들의 소모를 막아 체내 용량을 높이는 약물이다. 그러나 과다복용할 경우 독성이 매우 높고, 입 마름, 어지러움, 변비, 부정맥, 기립성 저혈압, 빈맥, 체중증가, 성 기능 저하 등의 부작용이 나타나므로 노인이나 다른 질환을 가지고 있는 환자, 심장병, 치매, 간질 환자 등에게 투여할 때는 주의해야 한다.

2. 모노아민 산화억제제(MAOI, monoamine oxidase inhibitor)

MAOI 억제제는 신경전달물질이 소모되게 만드는 효

소인 MAOI를 억제해서 신경전달물질의 농도를 상승시
켜주는 역할을 한다. 부작용으로 기립성 저혈압, 불면증,
성 기능 장애, 체중증가, 두통, 변비, 간질이 약하게 온다.

3. 선택적 세로토닌 재흡수 억제제(SSRI, selective serotonin reuptake inhibitor)

신경전달물질 중 선택적으로 세로토닌의 재흡수를 차
단해서 세로토닌의 체내 용량을 늘리는 약물. 대표적으
로 플루옥세틴(Fluoxetine, Prozac), 파록세틴(Paroxetine,
Paxil), 세르트랄린(Sertraline, Zoloft) 등의 약물이 있으며,
세로토닌 증후군(위장장애, 구토, 설사, 복통, 두통, 불안,
불면, 진전, 성 기능 장애)이 부작용으로 발생할 수 있어
MAO억제제와 병용하지 않는다. 또한, 환자가 조울증(양
극성 장애)인 경우 조증 기간에는 투여하면 안 된다. 자
살 충동이 증가할 수 있다는 보고가 나와 있다.

이렇게 3가지로 구분되는 항우울제 성분들은 지난 수
십 년간의 연구를 통해 부작용이 적고 우울증 치료에 효
과적인 방향으로 발전되어 왔다. 그러나 여전히 수많은
부작용이 보고되고 있고, 심지어 우울증 증상 치료에 별
로 도움이 안 된다는 연구발표도 있으며, 금단현상 또한
무시할 수 없는 실정이다.

물론 뇌 기능적인 문제로 인하여 세로토닌을 포함한 신경전달 물질 분비 저하가 우울증의 직접적인 원인이라면 항우울제를 처방받아 복용하는 것이 효과적인 방법이지만, 먼저 고려해야 할 사항은 약물 복용 전 본인 스스로 우울증 증상 호전을 위해 충분히 노력했느냐는 점이다.

　　예를 들면, 허리 디스크 환자의 95%는 보전적인 요법들을 통해 호전이 가능하며 실제 수술이 필요한 환자는 5% 정도이다. 섣부른 디스크 수술이 전반적인 허리 상태를 오히려 악화시키는 경우도 있다. 따라서 우울증 치료에서도 항우울제 복용에 앞서 자가치유(명상, 운동, 식이요법 등)와 상담, 한의학적인 치료를 먼저 시행해보고 항우울제 복용은 가장 마지막에 고려하는 것이 좋다. 왜냐하면 항우울제 자체가 가지고 있는 수많은 부작용과 자살 충동 증가 그리고 금단현상 등이 우울증 자체보다도 더 당신을 힘들게 할 수 있기 때문이다.

우울증 심리치료

우울증은 스트레스를 억압한 결과 나타나는 심리적 자동반응 증상이다. 그러므로 스트레스에 대한 관리는 우울증을 예방하고 치료하는 데 매우 중요하며 우울증 환자들에게 심리학적 치료는 매우 중요한 부분을 차지한다.

심리치료는 여러 가지 정신적 문제를 가지고 있는 환자와 심리학적·의학적 지식과 경험이 준비된 심리치료자 사이에서 이루어지는 협력적인 상호작용이다.

심리치료는 약 250여 가지에 이르는 다양한 방법들이 있는데 이를 크게 구분해보면 다음과 같다.

1. 통찰치료

프로이트의 정신분석학에서 시작된 통찰치료는 환자가 의사(치료자)와 오랜 기간 대화를 통해 자신의 문제점이나 힘든 점을 설명하고 교감이 있는 대화를 나눔으로써 자신을 뒤돌아보고 치료자에게 환자의 여러 가지 정보를 제공하여 정신적 문제의 원인을 파악하게 도와주는 방법이다. 대표적인 통찰치료 방법에는 정신분석, 인지치료, 집단치료가 있다.

(1) 정신분석: 개인의 심리기능에 대한 이론, 심리치료 기법, 심리 연구 방법 등을 지칭하며 환자의 무의식적 정신세계에 초점을 맞춘다.
(2) 인지행동치료: 개인이 지니고 있는 비합리적 사고나 신념이 우울증을 발생시킨다고 판단하여 보고, 느끼고, 생각하는 관점을 수정하려고 노력하는 치료방법이다.
(3) 대인관계치료: 잘못되고 부적절한 대인관계로부터 우울증이 시작된다고 판단하여 올바른 대인관계를 형성하는 데 중점을 두는 치료방법이다.

2. 행동치료

환자의 여러 가지 행동이 무의식적인 갈등 때문인지, 과거의 잠재의식이나 경험 때문인지를 파악하여 문제가 되는 행동을 제거하고 개선하기 위해 노력하는 치료행위이다.

3. 인본주의적 치료(자기성장, 자기실현, 자기발전)

우울증의 원인을 본인의 이상적 모습에 대한 기대치는 높은데 현실적인 자기의 모습은 그렇지 못하고 많은 차

이를 보일 때 경험하는 감정으로 판단하여, 가치관을 수정하고 잠재된 건설적이고 긍정적인 능력에 집중하며 이를 증진하는 방향으로 유도하는 치료방법이다.

4. 초월주의적 치료

인본주의적 치료가 자기계발, 자기성장, 자기실현에 목표를 두었다면, 초월주의적 치료는 인간의 마음과 우주적 삶의 원리에 대한 연구와 인간의 최고의 욕구이자 경지인 자기초월의 경지를 실현하는 것을 목표로 한다. 즉 인간의 실존은 불행한 상태이나, 이를 극복하기 위해서는 인간이 자기 자신을 계속 초월해 나가야 한다고 주장한다.

항우울제 부작용

현대의학에서 우울증 치료에 가장 많이 사용되는 항우울제는 효과에 비하여 그 부작용도 매우 심각한 편이다. 다음은 2014년 영국에서 발표된 논문의 요약이다.

영국 리버풀 대학 심리·보건·사회연구소(Insitute of Psychology, Health and Society)의 존 리드 박사가 항우울제를 복용하고 있는 환자 1,829명을 대상으로 진행한 조사 결과 환자의 절반 이상이 자살 충동, 감정마비 등 각종 부작용을 호소하고 있는 것으로 나타났다. 항우울제는 체중증가, 오심, 두통, 자살 충동 증가 등의 부작용이 있다고 알려졌다. 연구결과 항우울제 복용 환자의 3분의 1 이상, 18~25세 환자는 절반 이상이 자살 생각을 한 적이 있는 것으로 조사됐다. 또한, 전체 환자의 62%가 '감정이 마비된 느낌', 52%는 '내가 아닌 것 같은 느낌'을 경험하였고, 42%는 긍정적인 생각, 39%는 남에 대한 관심이 줄어들었으며, 62%는 섹스에 어려움을 겪었고, 55%는 금단 증상이 나타났다. 이 연구결과는 정신의학 연구(Psychiatry Research) 최신호에 실렸다.

대표적으로 많이 처방되는 3가지 종류의 항우울제의 부작용을 살펴보면 다음과 같다.

1. 삼환계 항우울제(TCAS)

시야의 흐림, 입이 건조해짐, 변비, 배뇨의 어려움, 성적 욕구 또는 성 능력의 저하, 체중증가, 근육 경련, 심박의 증가, 혈압저하, 현기증

2. 선택적 세로토닌 재흡수 억제제(SSRI계)

오심, 구토, 설사, 흥분, 초조, 수면 장애, 성적 기능의 문제, 두통, 체중감소

3. 모노아민 산화억제제(MAOI)

저혈압, 체중증가, 성 기능의 문제, 두통, 불면, 고혈압성 위기(갑작스러운 심각한 두통과 오심, 목의 뻣뻣해짐, 빠른 심박동, 식은땀의 증가, 혼돈상태) 등 심각한 부작용이 나타날 수 있다. 이러한 부작용 때문에 MAOI계 항우울제는 일반적으로 다른 항우울제에 반응하지 않는 환자에게 사용되며, MAOI계 약물을 복용하는 환자는 티라민(tyramine)을 함유한 음식(오래된 치즈나 고기, 발효 육류, 절인 생선, 훈제 생선, 맥주, 포도주, 유산균 발효음식, 요구르트 종류, 효모, 콩, 소와 닭의 간, 신선하지 않은 과

일)을 피해야 한다.

　항우울제의 대표적인 부작용으로 보고된 자살 충동 증가는 매우 심각하다. 우울증 환자의 자살이 우울증 자체의 악화로 인한 문제인지 아니면 항우울제 복용의 부작용인지 정확하지 않을 정도이다.

　문제는 항우울제가 위약(가짜 약)에 비해 자살 충동과 행동(자살 성향)의 위험도를 증가시킨다는 보고가 있음에도 불구하고 4주 이상의 장기적인 임상시험 연구가 시행되지 않았으며 여전히 자살 위험성이 있는 환자들에게 투여를 신중하게 하라고 권고하고 있다는 점이다. 특히 조울증(양극성 장애) 환자들에게는 조증 기간에는 항우울제 투여가 금지되어 있다. 이는 조증 기간에 항우울제 투여가 자살 충동을 특히 증가시키기 때문이다.

　우울증으로 발생하는 여러 가지 증상들은 많은 환자를 힘들게 만든다. 그러나 우울증을 치료하기 위해 복용하는 항우울제는 우울증 그 자체보다 더 환자들을 수많은 부작용과 금단현상으로 괴롭히고 있으며 실제 우울증 자체를 근본적으로 치료하거나 완치시키는 약물도 아니다. 그러므로 항우울제를 복용하기 전에는 반드시 최선의 노력을 다했는지, 약물 복용이 진정 최선의 방법인지 스스로에게 질문을 던져 보자.

프로작은 우울증 만병통치약?

1987년 미국 FDA에서 승인받은 프로작[성분명: 플루옥세틴(Fluoxetine)]은 전 세계적으로 가장 많이 사용되는 항우울제이다. 선택적 세로토닌 재흡수 억제제(SSRI)라고 불리는 프로작은 신경전달물질인 세로토닌이 수면, 식욕, 공격성, 심리 상태에 영향을 미치며 세로토닌의 부족현상이 우울증 등 여러 가지 정신적, 신체적인 증상을 유발한다는 점에서 출발된 항우울제이다.

프로작은 기존의 항우울제 부작용인 불면증, 체중 증가, 입마름증 등을 감소시켰으며 우울증 외에도 강박장애, 폭식증, 대인공포증, 외상 후 스트레스 증후군, 공황장애 등에도 효과적이라고 알려져 있다. 그러나 모든 약에는 효과와 더불어 부작용이 있는데, 프로작의 부작용도 매우 심각한 편이다.

다음은 식약청에서 공개한 프로작의 부작용을 정리한 것이다.

1. 각 효과별로 5주~6개월 이상 장기간 투여 시 유효

성에 대해 아직 체계적으로 평가되지 않았다.

2. 세로토닌 증후군 위험성 증가 문제로 다른 종류의 항우울제(MAO저해제)와 병행 투여를 금지한다.

3. 소아, 청소년(18~24세)에서 자살 충동 증가 경향이 보고되었다.

4. 양극성 장애(조울증) 환자가 조증 기간에 들어갔을 때에는 투여 금지해야 한다.

5. 부작용
   · 매우 흔하게: 불면증, 두통, 설사, 구역, 피로
   · 흔하게: 식욕감소, 불안, 신경과민, 긴장, 성욕감소, 수면장애, 비정상적인 꿈, 주의력 장애, 기면, 졸림, 떨림, 흐린 시력, 심장 두근거림, 안면홍조, 구토, 소화불량, 입안 건조, 발진, 두드러기, 가려움증, 관절통, 빈뇨, 발기부전, 부인과적 출혈, 초조한 기분, 오한, 체중감소

6. 금단 증상: 어지럼증, 감각장애(이상 감각), 수면장애(불면증, 강렬한 꿈), 무력증, 초조, 불안, 구토, 떨림, 두통

7. 임신 중 복용은 태아의 심혈관계 결손 위험이 있다.

8. 모유 수유 중에는 모유를 통해 약 성분이 전달되기에 수유를 중단하여야 한다.

물론 환자를 대상으로 하는 임상 시험은 여러 가지 제약이 있으며 한계도 있다. 그러나 전 세계적으로 가장 많이 사용되는 항우울제 '프로작'은 자살 충동을 증가시키고 금단현상이 나타나는 등 많은 부작용이 보고되고 있는 약물이다. 심하게 표현하면 우울증 환자들의 자살이 우울증 자체의 부작용인지 아니면 항우울제 복용의 부작용인지 정확하지 않을 정도이다.

　이러한 무서운 부작용이 있는 약물을 복용하면서 느끼는 인공적인 행복이 과연 우울증 탈출일지 반문해 본다. 또한, 프로작을 개발한 연구자들, 제약회사 직원들, 진료 현장에 근무하는 의사들은 본인이나 가족들에게 우울증 증상이 나타날 때 '프로작'을 권유하거나 처방하는지 묻고 싶다.

　마치 항암제가 암세포를 죽이고 암 종양의 크기를 줄이지만 그 부작용으로 인해 사망하는 환자들이 많은 것처럼 현재까지 개발된 우울증 치료 약물 중 최고라고 칭송받는 프로작 역시 그 효능에 비하여 너무 많은 부작용이 있는 것은 아닌지 다시 한 번 확인한 후 복용하자.

제5부

한의학적
우울증 치료

우울증은 기울(氣鬱)이다

한의학에서는 우울증을 기울증(氣鬱症: 자신의 감정을 제대로 풀지 못하여 기운이 울체되어 소통이 안 되는 증상)이라고 한다. 즉 기순환이 잘 안 되어 마음이 답답하고, 정신적으로 의욕이 없고, 쉽게 화를 내거나 슬퍼하고, 신체적으로 무기력해진다. 식욕이 저하되고 소화기능도 떨어지며, 가슴이 답답하고, 불면증이 생기는 등 신체적인 증상도 동반된다.

기울증은 다음과 같이 크게 3가지로 구분할 수 있다.

1. 정서적인 문제가 소화기능에 문제를 일으킴

생각과 근심·걱정이 많아지면 소화기능에 영향을 미쳐 소화장애나 체함, 식욕저하 등의 증상이 발생하며, 소화기에 노폐물(痰飮: 담음)이 발생하여 몸이 무거워지고 무기력한 증상이 나타난다.

2. 기운의 울체로 감정 조절이 어려움

기순환(에너지 순환)에 문제가 발생하면 감정을 조절하는 기능이 저하되어 쉽게 우울한 마음이나 화나는 마음이 생겨나고 외부의 자극에 대한 저항성이 떨어져 감정 조절에 장애가 나타난다.

3. 육체적, 정신적 문제로 인하여 상심(傷心: 마음 상함)

심장(해부학적 심장이 아닌 한의학적인 개념)의 기능이 문제를 일으키면 다양한 증상들이 나타나는데, 대표적으로 불안, 불면, 건망증, 심계항진 등이다.

이런 울증의 증상들을 치료하기 위하여 한의학에서는 다음과 같이 다양한 치료법을 시행하고 있다.

1. 침치료: 울체된 기운의 순환을 목적으로 한다.
2. 뜸치료: 기운의 정체된 현상은 상열하한(상체는 뜨겁고, 복부와 하체는 차갑다)의 증상을 유발하므로 뜸치료를 통해 상하의 기운 순환을 개선한다.
3. 한약 치료: 체질과 증상에 맞게 처방한다(변증시치: 증상에 맞게 치료).
    (1) 간기울결: 간 기능의 저하로 기순환이 안 되는 상태. 마음이 답답하고, 가슴이 막힌 느낌을 주로

호소한다.

(2) 기울화화: 기순환의 정체가 화로 바뀌어서 분노, 상열감, 입이 마르고 얼굴이 붉어지고 화를 잘 낸다.

(3) 혈행울체: 기의 정체가 혈액순환 장애를 유발하여 발생한다. 여성의 생리 전 증후군

(4) 담기울체: 기의 울체로 담(인체 노폐물)이 발생하여 머리와 몸이 무거워지고, 기분이 가라앉는다.

(5) 심음휴허: 과도한 생각으로 정신력이 소모된다. 꿈을 많이 꾸며, 식은땀, 어혈 등이 생긴다.

(6) 심비양허: 생각이 많아져 소화기능이 저하된다. 식욕부진, 소화불량, 급체

(7) 간음휴허: 전신적인 무기력, 이명증, 어지럼증 발생

(8) 심신혹란: 마음을 제대로 추스르지 못하여 감정의 기복이 심하여 쉽게 놀라고, 우울하고, 분노하는 등 정신적인 변화가 매우 심하다.

* 한약은 환자들의 증상을 잘 살피고, 진맥, 복진, 설진 등의 진료를 통해 전문 한의사에 의해 처방된다.

4. 정신치료: 한의학에서 오래전부터 사용해온 정신·심리치료요법들을 살펴보면 다음과 같다.

(1) 이정변기(移情變氣)요법: 환자의 마음을 바꾸어서 기를 변화시키는 방법이다. 대화나 명상 등 여러

가지 방법들을 사용하여 환자의 마음을 움직여
서 기분을 전환시키는 치료법이다.

(2) 지언고론(至言高論)요법: 환자와 대화로써 설득,
안정시키는 상담 방법이다.

(3) 경자평지(驚者平志)요법: 불안의 원인이 있다면 같
은 원인의 자극을 약한 것으로부터 점점 강한 자
극을 주어 자극에 익숙해지게 하는 방법이다.

(4) 오지상승(五志相勝)요법: 오행상생상극 관계를 이
용하여 감정을 치료하는 기법이다.

이상과 같이 오래전부터 한의학에서는 우울증을 여러
가지 원인으로 파악하여 각각의 원인과 증상에 맞는 치
료방법들을 처방하여 치료하고 있다.

증상이 가벼운 경우엔 침치료, 증상이 중하면 침치료,
한약치료, 정신심리치료를 병행하며 명상요법이나 한방
음악치료 등과 같은 보완대체요법도 적극적으로 도입하
여 우울증 증상을 가장 빠르게 탈출할 수 있도록 치료하
고 있다.

한의학적인 우울증 치료기법

　우울증에 사용되는 한약과 처방들을 살펴보자. 대표적인 우울증 처방은 육울탕(六鬱湯)이다. 여섯 가지 기운의 울체를 치료해준다 하여 이름도 육울탕으로 명명되었으며, 향부자, 창출, 신곡, 치자, 연교, 진피, 천궁, 적복령, 패모, 지각, 소엽, 감초, 생강 등이 사용된다. 향부자는 기(氣)의 울체에, 창출은 습(濕)의 울체에, 신곡은 식(食)의 울체에 치자는 열(熱)의 울체에, 진피는 담(痰)의 울체에, 천궁은 혈(血)의 울체를 풀어주는 데 활용된다.

　또한, 한의학에서는 마음을 주관하는 장기를 심(心)으로 판단하여 심장의 기능 조절이 마음의 질병을 치료하는 데 가장 중요한 관건이라고 한다.

1. 청심(淸心)치료
・ 우울증이 화병, 울화에 기인하는 경우 심장의 열을 식혀주는 치료가 필요하다.
・ 청심연자탕, 양격산화탕

2. 보심(補心)치료

- 심장 허약 시, 혈허일 때 심장의 기능을 강화하고 혈액을 보충한다.
- 보심탕, 복령보심탕, 귀비탕, 사물안신탕, 안신보심탕

우울증의 원인인 스트레스와 분노는 간 기능에 문제를 일으키므로 간의 문제를 다스리는 것도 중요하다. 주로 시호라는 한약재가 들어가 있는 처방을 많이 사용한다.

- 대시호탕: 억울, 불안, 초조감, 변비
- 시호가용골모려탕: 불안, 초조감, 심계항진
- 시호계지탕: 건강염려, 불안감
- 억간산: 초조감이 강하고, 공격적인 면이 있는 경우
- 소요산: 가슴 답답, 불안, 열감, 소화장애

마지막으로 기순환의 문제가 우울증의 원인으로 판단될 때 사용되는 처방들이다.

- 반하후박탕: 억울 기분, 막힌 느낌, 답답
- 상하분소도기탕: 상부와 하부의 기순환 개선
- 향소산: 억울 기분, 불안감 호소
- 목향순기산: 가슴이 답답, 소화불량
- 분신기음: 가슴 답답, 배가 더부룩, 메슥거림, 트림

결론적으로 한의학에서 우울증의 치료는

- 심장의 열을 식히거나, 심장 기능을 강화시킴
- 간장의 열을 식히거나, 울체된 간 기운을 소통시킴
- 기순환이 울체된 경우 기순환 개선 처방
- 기운 부족, 혈액 부족 시 보기혈 처방

등이 주요한 처방들이다.

또한, 침치료도 우울증 치료에 매우 중요한 역할을 한다. 경락과 경혈에 자침하는 침치료의 효과는 기순환을 개선하고 장부기능을 조절하는 것이다.

<우울증에 사용되는 중요한 혈 자리>

- 신문, 전중, 중완, 천추, 합곡, 족삼리, 기해, 관원, 심수, 소해, 중저 혈
- 사암침 치료는
  - 심정격(대돈 보/소충 보/음곡 사/소해 사)
  - 담정격(통곡 보/협계 보/규음 사/상양 사)

최근 영국에서는 800여 명의 우울증 환자를 대상으로 대규모의 임상시험 결과를 발표하였는데 침치료가 상담 치료 정도의 치료 효과가 있다는 논문이다.

[논문 내용] 영국 내 755명의 환자를 대상으로 한 연구로서 영국의 27개의 일차진료기관을 통해 벡 우울 평가 도구(Beck Depression Inventory, BDI-II, 점수가 높을수록 우울증상이 심함)를 통해 그 점수가 20점 이상인 보통에서 중증의 우울증 환자를 대상으로 한 연구입니다.

302명은 침치료군에, 302명은 상담치료군에, 나머지 151명은 단순한 우울 치료만을 시행한 결과 침치료를 받은 집단이 다른 대조군들에 비해 가장 좋은 효과를 나타냈습니다.

이러한 결과는 우울증 환자들에게 한약 복용과 한방 심리치료뿐만 아니라 침치료도 상당히 효과적인 치료법임을 증명한 것입니다.

<Efficacy of Acupuncture for Primary Insomnia: A Randomized Controlled Clinical Trial. Evidence-Based Complementary and Alternative Medicine. 2013>

한의학적인 치료법들이 서양의학에서 처방하는 양약들처럼 직접 뇌의 신경전달물질에 작용하는 것은 아니지만, 기순환 문제를 개선하고, 장부 기능 실조를 치료하며, 인체의 전반적인 상황과 문제를 파악하여 치료한다는 점에서 전인적인 치료법이라 할 수 있다.

우울증 초기에 처음부터 한의학적인 치료를 받아 보거

나, 항우울제 복용을 줄이거나 중단하기 위해서 한의학적인 치료법들을 이용한다면 빠른 우울증 탈출이 가능할 것이다.

우울증 한방 심리치료

한의학에서는 오래전부터 우울증 환자에게 침, 뜸, 한약치료 이외에 심리치료, 행동치료를 시행해 오고 있다. 현대의학에서도 우울증에 약물치료 외에 심리치료, 인지치료가 중요한 부분을 차지하고 있으나 심리치료의 역사는 한의학이 훨씬 더 오래되었다.

대표적인 한의학적 심리치료 방법들을 살펴보면 다음과 같다.

1. 오지상승요법(五志相勝療法)

오행설의 상생상극 이론을 응용하여 감정의 문제를 다른 감정으로 치료하는 기법이다. 노승사(怒勝思), 사승공(思勝恐), 공승희(恐勝喜), 희승비우(喜勝悲憂), 비승노(悲勝怒) 등이 있다.

(1) 노승사(怒勝思): 노함이 사려나 근심을 이긴다는 의미로, 사(思)는 비(脾)의 감정으로 오행의 토(土)에 속하고, 노(怒)는 간(肝)의 감정으로 오행의 목(木)에 속

한다. 즉 노승사란 오행에서 목극토(木克土)의 관계이다. 생각이 많고 근심이 가득한 감정을 화나는 감정을 유발해 치료한다는 뜻이다.

(2) 사승공(思勝恐): 생각이 두려움을 이긴다. 대인공포증이나 공황장애 등 두려움이 유발되는 증상에는 여러 가지 생각을 많이 하게끔 환자를 유도하여 치료한다.

(3) 공승희(恐勝喜): 두려움이 기쁨을 이긴다.

(4) 희승비우(喜勝悲憂): 기쁨이 슬픔과 근심을 이긴다. 슬픔과 염려가 많은 우울증의 경우 웃음치료나 기쁜 마음이 들게 하는 음악치료 등으로 증상을 호전시킨다.

(5) 비승노(悲勝怒): 슬픔으로 노함을 이긴다. 화병이나 공격장애 등의 증상에 슬픈 영화를 보게 하거나, 슬픔이 담긴 음악을 듣게 하여 치료한다.

2. 이정변기요법(移情變氣療法)

오래된 한의학 서적인 『황제내경』에 '옛날의 치료법은 오직 이정변기(惟其移情變氣)'라 기록되어 있다. 이는 오래전부터 정신적·심리적인 치료를 해왔음을 증명하는 것으로, 이정변기의 의미는 '환자의 마음을 바꾸어서 기를 변화시킨다'는 뜻이다. 즉 대화나 다른 심리적인 방법들을 이용하여 환자의 마음과 기분을 바꾸어 문제가 있는 기순환을 치료하는 심리치료법이다. 명상을 하거나 음악 치료 등의 방법으로 환자의 마음 상태에 변화를 유도하여 결과적으로 기의 울체나 부족현상 등을 치료할 수 있다.

3. 지언고론요법(至言高論療法)

심리상담의 방법으로 환자와 대화를 통해 안정시키고, 설득하며, 정보를 제공하여 자신감을 되찾을 수 있게 용기를 주는 한방 심리요법이다. 일본에서 개발된 모리타요법이 한의학에서 시행하는 지언고론요법의 원리를 도입하여 환자와 대화를 통해 현재 상황을 인정하고 관조하면서 스스로 목표를 설정하게 하여 행동으로 이어지게 하여 환자에게 자신감을 증가시키는 치료법으로 각종 신경 정신 질환자와 치료자들에게 각광받고 있다.

4. 경자평지요법(驚者平之療法)

불안 증상을 일으키는 원인을 파악하여 심리치료 시 약한 자극으로부터 시작하여 점차 자극의 강도를 높여나가 결과적으로 이런 종류의 자극에 익숙해지게 함으로써 증상을 치료하는 심리요법이다. 예를 들면, 고소공포증 환자에게 순서대로 2층, 3층, 5층, 10층에 머물게 하여 높은 위치를 서서히 적응시키는 방법이나, 폐쇄공포증 환자에게 밀폐된 엘리베이터에서 1분, 2분 시간을 점차 늘리면서 적응케 하는 방법 등이 있다.

이렇게 수천 년 전부터 내려오는 한의학적인 심리치료 요법들은 비교적 현대에 발전된 여러 가지 심리학적 치료법들(인지치료, 행동치료, 상담치료 등)의 원리와 매우 유사한 점이 많으며 그 효과에서도 뛰어나다.

한방 심리치료는 한방신경정신과 전문의 선생님들이나 신경정신과 질환을 전문으로 진료하는 한의사 선생님들께 받을 수 있다.

기치료, 기수련을 통한 우울증 치료

한의학에서는 우울증을 울증 즉 기순환의 정체와 막힘으로 판단하여 침, 뜸, 한약을 통해 울체를 풀어주는 방향으로 치료하고 있다. 기순환의 막힘 증상은 여러 가지 다른 증상을 유발하는데, 대표적으로는 무기력, 피로, 소화불량, 가슴 답답, 호흡곤란, 두통, 근육통, 기침 등이다. 증상이 가벼운 우울증의 경우 일반적인 한의학적 치료와 명상치료를 통해 호전 및 완치가 가능하지만, 증상이 중하고 오래된 경우엔 특수한 치료법들이 필요하다. 기치료(의료기공요법, 에너지요법)는 여러 가지 방법들이 있는데 우울증에 효과적인 치료법들을 살펴보면 다음과 같다.

1. 외기발공요법: 공간 에너지(공간은 비어 있는 것이 아니라 양자 에너지로 가득 차 있다)를 의념을 통해 한의사의 백회혈로 집중시켜 노궁혈로 방사하여 환자에게 전달하는 치료법이다. 부족한 에너지의 보충 개념이 아닌 환자의 탁기(독소), 화기(뜨거운 기운)를 밀어내어 배출시키고 막힌 기순환을 소통시

키는 치료법이다.

2. 점혈기공요법: 특정 혈 자리에 손가락이나 손바닥을 접촉하고 자극을 주어 막힌 기순환을 소통시키는 치료법이다.

3. 자율기공요법: 환자의 에너지를 이용하여 막힌 경락을 개통시키면서 자발적인 운동을 통해 울체된 기운을 소통시키는 치료법이다.

이 세 가지 치료법은 주로 한의사가 직접 환자에게 치료를 목적으로 시행하는 방법들이다.

다음은 우울증 환자가 스스로 수련하는 기수련법을 소개한다.

1. 육자결(六字訣): 중국의 화타 선생이 창안한 수련법으로 특정한 음성을 발성하여 가슴속에 쌓여있는 질병을 일으키는 기운을 배출시키는 방법이다.

· 木(간)의 소리-噓(허, Xu, 슈이): 화가 나고, 눈에 열감이 있을 때 '쉬, 슈이' 소리를 길게 내면 간에 쌓여 있는 열 기운이 배출된다.

· 火(심장)의 소리-呵(ke, 크어): 가슴이 답답하고, 화병, 가슴 두근거림 등의 증상이 있을 때 '크어' 소리

를 길게 내면 심장에 쌓인 열 기운이 배출된다.

특정 단어를 발성하면 내부 장기와 공명현상이 발생하여 장기에 영향을 주어 질병을 유발하는 독기를 배출시키게 된다.

2. 참장공: 가장 간단하면서도 효과적인 우울증 환자 기수련 방법이다. 바로 선 자세에서 양발을 어깨너비로 벌리고, 척추를 바로 세운 상태에서 그대로 무릎을 약간 구부린다(기마자세). 이 자세는 몸의 에너지가 하체(허벅지, 종아리)로 이동되어 하체를 튼튼히 하며, 기운을 아래로 내려오게 도와준다. 참장공 자세로 육자결 발성 수련이나 심호흡을 하면서 호흡에 집중하는 집중명상을 병행하면 더욱 효과적이다.

제6부

한명(韓暝)의학

한의학과 명상의 만남

　한의학의 근간은 음양이다. 동양철학적 사고에서 시작된 한의학은 수천 년 동안 전해 내려오면서도 그 뿌리는 여전히 음양에 기본을 두고 있다. 또한, 인간의 건강 중 첫째 조건은 음양의 조화, 음양의 균형이라 말할 수 있다.

　음양의 조화를 이루기 위하여 한의학에서는 여러 가지 치료법을 시행한다. 침, 뜸, 한약 외에도 최근에는 추나요법, 척추교정, 약침, 기치료, 음악치료 등이 있다. 그러나 인간의 몸과 마음의 구조는 매우 복잡하여 이러한 한의학적인 치료에도 잘 반응하지 않는 질병들이 많은 실정이다.

　그래서 '명상'이라는 치료방법이 필요하다. 명상은 동양의 종교와 철학에서 시작된 수련법 또는 치료방법이다. 힌두교, 불교, 도교, 기공 등 다양한 종교와 철학이 접목되어 있고 수천 년을 내려오면서 발전하고 있다. 이러한 명상이 한의학과 만나 새로운 방향으로 도약하고 있다.

1. 음양의 조화

현대 사회는 여러 가지 측면에서 매우 빠른 진행과 결과를 요구한다. 우리의 몸과 마음 역시 빠른 속도로 적응하다 보면 양(動)적인 측면만 발달하거나 과부화가 걸리게 된다. 마음이 급해지고, 몸도 급해지며 심박 수가 빨라지고, 동공이 확장되며, 호흡수도 빨라지는 등 마치 쉬지 않고 달리는 기관차처럼 몸과 마음에 무리가 생기고 뜨거워지며 화가 발생한다. 이러한 양 기운의 항진 현상으로 수많은 질병이 발생하며 한의학적 치료(침, 뜸, 한약, 기타)와 명상의 접목은 음양의 조화를 이루기 위한 중요한 역할을 담당하게 된다.

호흡의 안정 ⇒ 마음의 안정 ⇒ 자율신경 안정 ⇒ 음양의 조화

2. 수승화강(水升火降)의 비밀

한의학에서 '수승화강'의 개념은 무척이나 중요하며 인간의 건강 조건 중 하나이다. 즉 수 기운(차가운 기운)은 위로 상승하여야 하며, 화 기운(더운 기운)은 아래로 하강하면서 인체 내에서 순환이 잘 되는 상태가 건강의 조건이다.

한방 최고의 보약으로 알려진 '공진단'의 동의보감 내용을 살펴보면 "공진단은 수승화강시키는 작용이 있어

체질이 선천적으로 허약하더라도 백병이 발생하지 않는다"고 기록되어 있다. 수승화강 작용이 깨어지면 발생하는 수많은 증상 중 몇 가지를 소개해 보면, 머리와 안면 가슴이 뜨거워지면서 발생하는 질병들(두통, 눈 충혈, 안면 트러블, 가슴 답답, 집중력 저하, 호흡곤란, 각종 염증성 질환 등), 아랫배와 하체가 차가워지면서 발생하는 질병들(소화불량, 설사, 변비, 생리통, 불임, 자궁근종, 성 기능 저하, 무기력, 수족냉증 등), 수많은 증상과 질병들이 바로 이 수승화강에 문제가 발생하면서 생기게 된다.

명상은 수승화강 작용이 공진단보다 더 효과적이다.

편안한 호흡 ⇒ 마음의 안정 ⇒ 화기운의 하강 ⇒ 수기운의 상승 ⇒ 수승화강!!

결과적으로 명상은 한의학의 핵심인 음양의 기운을 조화롭게 하며, 건강의 필수조건인 '수승화강' 순환기능을 개선해 여러 가지 질병 치료에도 많은 도움을 준다. 특히 화학약물 치료와 수술로 대변되는 현대의학과는 상반되게 마음과 몸의 관계를 오래전부터 중요시해온 한의학적 관점에 명상이라는 실천방법의 접목은 질병의 예방과 치료에 있어 21세기 신의료 기술로 발전할 것이다.

심신증 치료

심신증은 심리적(마음)인 문제가 육체에 영향을 미치고, 증상과 질병을 일으키는 증상을 의미한다. 오래전부터 한의학에서는 몸의 질병뿐만 아니라 마음의 질병에 대해서도 연구 및 치료를 해오고 있으며, 마음의 문제가 몸에 여러 가지 영향을 준다는 개념이 정립되어 있다. 그러나 현대의학에서 심신병(마음의 문제가 몸에 질병을 일으킴)의 개념이 정리되고 몸과 마음을 연결해 치료하기 시작한 것은 그리 오래되지 못하였다.

과연 마음의 문제가 얼마나 몸의 질병에 직접적인 원인이 되는가?

- 긴장되고 불안한 마음 ⇒ 심박수 증가, 동공확대, 호흡수 증가, 식은땀
- 우울한 마음 ⇒ 무기력, 의욕상실, 만성피로, 소화불량, 식욕저하 등
- 화병 ⇒ 호흡곤란, 두통, 가슴 답답, 심장 통증, 동맥경화, 고혈압

- 스트레스 ⇒ 암 발생의 직접적인 원인, 각종 심장질환, 뇌혈관 질환

이러한 수많은 질병을 몸의 문제 해결만으로는 치료할 수 없다. 또한, 현대의학적인 진단방법으로는 심장이나 소화기계의 이상이 발견되지 않는데도 환자는 통증과 괴로움을 호소하는 경우들도 매우 흔하다. 몸의 질병을 유발하는 근본 원인인 마음의 문제를 치료해야만 호전 및 완치가 가능한데 현실적으로 의학적인 치료법에는 한계가 있다. 이러한 마음과 몸의 질병에 효과적인 치료법이 바로 명상이다. 물론 한의학에서는 매우 다양한 치료방법들로 심신증을 호전시키고 있으나 이 역시 기존의 치료법들(침, 뜸, 한약 복용 등)에 한계가 있다.

명상의 현대의학적인 효과에 대해서는 지난 수십 년간의 연구로 많은 부분이 인정되었으며, 한의학적으로도 매우 오래전부터 안정된 호흡과 마음의 집중 및 비움은 기혈순환 개선 및 수승화강 효과, 특히 심신병 치료와 호전에 뛰어난 효과가 있음을 강조하고 있다.

현대사회가 발전할수록 사람들은 수많은 스트레스와 정신적인 문제들로 고통받고 있으며 이에 동반되어 심신증의 증상과 양상들도 매우 다양해지고 있다. 많은 환자가 심신증 치료에 진료비와 약물 비용을 내며 쉽게 탈출

해보고자 시도하지만, 마음을 치료하는 것은 대단히 어렵고 복잡한 일이다. 이러한 마음의 문제를 치료하는 데 있어 가장 효과적인 방법의 하나가 바로 명상이다.

명상이 스트레스 호르몬 감소, 행복 호르몬 세로토닌 증가, 뇌파 안정(알파파 증가), 면역력 향상, 불면증 불안증 개선, 항노화 등의 효과가 있다는 사실은 이미 미국의 유명 대학병원과 연구소에서 수많은 연구와 논문들을 통해 입증되었다. 결국, 의사의 진료, 약물치료 등 기존의 의료적 기법들보다 매일매일 시행하는 꾸준한 명상이 마음의 문제를 푸는 핵심 열쇠가 될 것이며, 마음의 문제가 풀려야만 심신증의 근본적인 호전 및 치료가 가능하다.

육체적인 문제와 증상은 현대의학의 눈부신 발전을 통해 어느 정도 치료되고 극복됐다. 그러나 마음의 문제로부터 발생하는 신경정신 질환이나 심신증의 치료에서는 화학약물로 치료하는 데 한계가 있으며 부작용에 대한 우려 또한 무시할 수 없는 현실이다.

결국, 마음의 문제로부터 발생한 여러 가지 질병 및 심신증은 마음을 다스리고 치료하는 방법들(심리상담, 명상치료, 음악치료 등)이 문제 해결의 열쇠가 될 것이다.

기수련과 명상

한의학은 '기'의학이라고 말해도 과언이 아니다. 인체의 기능은 기(에너지)에 의해 작용되고 있으며, 기 부족, 기 순환장애 등에 의해 질병이 발생한다. 따라서 동양에서는 매우 오래전부터 기수련을 통해 부족한 에너지를 보충하고, 질병을 예방 치료하며, 수명을 연장하려는 연구와 노력이 진행되었다.

기수련 방법을 요약하면 다음과 같다.

- 편안한 자세로 앉거나, 눕거나, 섬
- 자연스러운 호흡, 단전호흡(단전에 생각을 집중하는 호흡), 복식호흡
- 의념 집중(생각이 가는 곳으로 기는 따라 흐름)
- 기(에너지) 생성, 축적
- 정공(靜功: 정지된 상태로 기수련), 동공(動功: 움직이면서 기수련)

수천 년 전부터 내려오는 명상의 방법도 기수련법과

매우 유사하다.

- 편안한 자세로 앉거나 누워서, 또는 걷거나 움직이면서 함
- 자연스러운 호흡 상태
- 집중명상(생각을 하나로 집중, 잡념 배제), 마음챙김 명상(호흡이나 느낌에 집중)
- 잡념이 점차 사라지고, 마음이 편안해지며, 정신이 맑아지고, 피로가 회복됨

기수련과 명상의 유사점은 매우 많다. 특히 정공(정공)이나 단전호흡은 명상과 방법이나 효과 면에서 거의 일치한다고 해도 과언이 아니다. 역사적인 측면에서 보면 기수련보다 명상이 먼저 시작된 것으로 보인다. 힌두교, 불교의 명상 개념이 중국으로 전해져 참선과 기공, 기수련, 단전호흡으로 발전되었다는 주장도 있다. 어느 것이 더 건강에 효과적이고, 더 오래되었는지는 중요하지 않다. 다만 고요히 앉아 있는 것, 편안하게 호흡하는 것, 잡념을 비워 가면서 하나에 집중하는 것 등의 아주 쉽고 간단한 방법들이 대체 얼마나 우리 몸과 마음에 좋은 영향을 주는지, 이러한 방법들이 이미 수천 년 동안 전해져 내려오고 있으며 최근에는 서양의학과 과학에서 그 효과

에 대한 연구와 증명이 이루어지고 있다.

기수련(국선도, 단전호흡 등)과 명상을 오랜 기간 수행해온 이들의 특징을 살펴보면 다음과 같다.

- 스트레스에 대한 반응이 낮다(항 스트레스 효과).
- 면역력이 증가되었다.
- 뇌파 중 알파파가 증가되었다(집중력 강화).
- 일반인들보다 건강상태가 좋다.
- 특정 질병의 치유 능력이 향상되었다.

현대의학과 과학의 눈부신 발전에도 불구하고 아직도 난치성 질병들은 매우 많으며

수많은 사람이 질병에 시달리고 있다. 이러한 질병의 예방과 치료에 이제는 나 자신의 마음을 다스리는 명상과 에너지를 축적하고 기순환을 개선하는 기수련을 응용하여야 한다.

제7부

명상을 통한
난치병 자가치유

명상을 통한 난치병 자가치유

현대의학의 눈부신 발전에도 불구하고 병원에는 늘 환자들로 넘치고 있으며, 치료가 어려운 난치성 질환들은 점점 더 늘어나고 있다. 그 이유가 뭘까? 물론 난치성 질환들이 늘어나는 이유는 매우 많다. 그러나 여기서는 스트레스와 그로 인한 자율신경계통의 기능 실조에 초점을 맞추고자 한다. 그 이유는 과거보다 현대 사회가 더욱더 많은 스트레스를 개개인에게 주고 있으며 사회가 빨라질수록, 문명이 발전할수록 스트레스는 점점 더 많아지고 있다는 점이다. 인체는 스트레스를 받으면 반응하는 생리적인 기능이 있다. 이를 '싸우거나 도망치는' 반응이라고 한다. 오래전 원시시대부터 인간은 위험과 스트레스를 마주치게 되면 즉각적으로 싸울 준비를 하거나 싸울 상대가 너무 강하면 아예 도망을 갔다. 이러한 상황에서 우리의 몸은 혈압이 높아지고, 심박 수가 빨라지며, 호흡이 가빠지고, 동공이 확장되며, 혈류량이 늘어난다. 문제는 이렇게 싸우거나 도망가야 할 상황에서 현대인들은 실제로 싸우지도 못하고, 도망가지도 못하는 현실에 접하게 되고, 이 때문에 고혈압, 심근경색, 중풍 등 여러 가지 질병이 발병하게 된다. 즉 매일매일 다가오는 스트레스를 적절히 처리하지 못하기 때문에 그 스트레스가 점점 체내에 쌓여 수많은 질병이 발생하는 것이다.

스트레스로 인해 발생하는 질병들을 살펴보면 다음과 같다.

- 정신신경 계통: 우울증, 불안증, 불면증, 공황장애, 대인기피증, 조울증
- 심혈관 계통: 고혈압, 두통, 동맥경화, 협심증, 심근경색, 중풍(뇌출혈, 뇌경색)
- 근골격계통: 근육 경직(목, 어깨, 허리 통증), 디스크 질환, 섬유근육통
- 소화기 계통: 역류성 식도염, 위염, 위궤양, 변비, 과민성 대장염

그 외에도 만성피로, 간기능 저하, 암(강력한 암 발병 원인이 스트레스) 등 그 수를 헤아리기 어려울 정도이며 스트레스 및 심리적인 문제로 발생하는 여러 질환은 현대의학적 치료를 통해서도 매우 난치성인 실정이다.

우리는 스트레스를 풀기 위해 술을 마시고, 담배를 피우는 등 오히려 건강을 해치는 방법들을 쉽게 접하게 된

다. 물론 등산, 걷기 운동, 자전거 등 각종 운동 방법과 노래, 춤 등 다양한 스트레스 해소 방법들이 있다. 그러나 대부분의 방법은 따로 시간을 내야만 하며, 특정 장소로 이동해야 가능한 방법들이다.

명상은 어떠한가? 장소와 시간에 구애받지 않고 즉각적으로 시행할 수 있다. 앞서 우울증의 개념과 증상, 여러 가지 치료법과 명상의 역사, 효과, 방법 등에 대해 살펴보았다. 이번 편에서는 명상의 효과와 다양한 방법들이 우울증 외에도 여러 가지 난치성 질환에 어떠한 도움을 주고 어떠한 효과가 있는지에 대해 알아보도록 하자.

암과 명상

현대의학의 눈부신 발전에도 불구하고 최근 한국에서는 세 명 중 한 명이 암으로 사망하고 있다. 매스컴에서는 지난 수십 년간 암의 원인 발견, 새로운 암 치료법 개발 등 수많은 암 정복을 시사하는 자료들을 쏟아내고 있는데 현실은 그렇지 않다.

물론 조기진단과 수술, 새로운 암 치료법의 개발로 인하여 1~3기 암의 치료율과 5년 생존율은 상당 부분 증가하였다. 그러나 아직도 재발암, 전이암, 4기 암의 경우엔 완치 가능성이나 치료율이 미미한 실정이다.

실제 "암 환자들은 암으로 죽지 않는다"라는 주장도 많다. 이유를 살펴보자.

- 암 진단 후에 발생하는 불안감과 우울감, 불면증, 식욕저하, 체중감소
- 항암치료나 방사선 치료 후 발생하는 부작용(탈모, 오심 구토, 설사, 구내염, 백혈구 수치 저하, 체중감소, 탈진, 면역력 저하 등)

- 암을 진단받고 투병하면서 발생하는 가족, 주위 사람들과의 갈등과 경제적인 문제 등 수많은 상황과 증상들이 암 종양 자체보다 더 암 환자들을 괴롭히고 있음

이렇게 매우 치료가 어려운 암 환자들에게 희망의 소식을 하나 전한다.

바로 명상이다!

일본 의학계의 연구결과를 살펴보면 암 환자들이 분노, 슬픔, 흥분 상태에서는 자율신경 중 교감신경이 흥분되어 아드레날린과 스트레스 호르몬이 증가하고 이에 따라 암세포를 사멸시키는 백혈구(림프구, NK세포)는 감소하여 암의 전이와 확장이 빨라진다고 한다. 이와는 반대로 암 환자들이 매일 명상이나 긍정적인 사고, 웃음 등을 반복하면 부교감 신경이 발달하여 베타 엔도르핀이 증가하고 암세포를 공격하는 림프구(킬러 세포, 자연살해 세포)가 활성화되어 암을 치료하고 극복하는 데 훌륭하고 부작용 없는 천연 항암제 역할을 한다는 것이다.

또한, 미국의 암 전문 연구에서 발표한 논문에는 항암제를 투여받으면서 이미지 명상(항암제가 암세포를 공격하여 암세포가 사멸하는 영상을 보거나 반복하여 이미지를 떠올리는 방법)을 시행한 결과 항암제의 치료율이 증

가하였다고 한다.

이러한 결과들을 바탕으로 이미 의료 선진국인 미국에서는 200여 개 이상의 병원에서 암을 비롯한 각종 난치병 치료에 명상 프로그램을 도입하여 현대의학적 치료와 병행하고 있다.

- 명상은 암 환자의 불안, 우울, 분노, 불면증 등 심리적 문제를 해결한다.
- 명상은 암 환자의 식욕부진, 소화불량, 오심 구토, 설사 등 소화기계의 문제 해결에 도움이 된다.
- 명상은 면역 기능 자체를 강화하여 질병의 치료에 직접적인 기여를 한다.

만약 당신이 암 환자라면, 암의 재발을 걱정하고 있다면, 오늘 이 순간부터 명상과 걷기 운동을 하루 1시간 이상 시작해야 한다. 당신의 삶은 소중하기 때문이다.

고혈압, 심근경색과 명상

　고혈압과 심근경색을 유발하는 요인들은 다양하며 이미 많은 부분이 연구되고 발표되었다. 혈압은 심장의 활동으로 발생하는 압력으로 혈압이 정상치보다 높은 수준을 유지하면 동맥경화증이 발생한다. 즉 동맥이 경직되고 탄력이 떨어지면서 부분적으로 또는 완전히 막히게 되는데 심장에서 이러한 증상이 발생하면 심근경색증이 유발되며, 뇌에서 발생하면 뇌경색 즉 중풍이 발병한다.

　최근 국내 연구진에 의해서 스트레스가 직접적으로 고혈압과 동맥경화 증상을 발생시킨다는 발표가 있었다. 스트레스를 받으면 우리 몸에서 염증반응이 활성화되는데, 이러한 염증이 동맥경화증의 직접적인 원인으로 작용한다는 것이다.

　스트레스를 지속적으로 받은 실험용 쥐들은 혈장에서 동맥경화와 관련된 앤지오텐신Ⅱ가 증가하였고 내피세포의 기능장애를 일으켜 수축기 혈압이 129로 대조군(111)에 비해 높았다.

　이는 심리적인 스트레스가 직접적으로 심혈관계질환

(고혈압, 동맥경화, 심근경색, 뇌졸중 등)의 원인이 될 수 있다는 과학적 근거를 밝힌 것에 그 의미가 있다. 즉 유전적 요인이나 식생활적인 문제뿐만 아니라 심리적 스트레스가 직접적으로 혈관 기능을 저해하고 심장에 문제를 일으켜 여러 가지 질병을 유발하는 것이다.

이러한 스트레스와 혈압을 낮추는 효과적인 방법이 바로 명상 수련이다. 미국 하버드 의대에서 발표한 논문을 살펴보면 고혈압 증상을 가지고 있는 83명에게 명상을 몇 주간 가르치고 시행하게 한 후 다시 혈압을 측정해 본 결과 대부분의 고혈압 환자들이 수축기 혈압과 이완기 혈압이 떨어졌다는 발표가 있으며, 이와 유사한 연구 발표는 이미 수백 편이 넘는다.

이는 체중조절이나 식이요법, 고혈압약 복용 없이도 스트레스를 조절하고 몸과 마음을 이완시켜 고혈압을 낮출 수 있다는 의미이다. 물론 고혈압 증상이 심하면 반드시 약물 복용과 식이요법, 체중조절이 필요하겠지만, 초기 고혈압 환자들의 경우 명상 수련을 통해 자칫 평생 복용할지도 모르는 혈압 약에 발을 들여놓지 않아도 된다. 혈압 약을 이미 복용하는 경우라 하여도 규칙적인 명상 수련이 심근경색, 뇌졸중 등 생명을 위협하는 질환들을 예방할 수 있기에 고혈압으로 고생하는 사람들은 하루 10~20분 정도의 짧은 명상이라도 꼭 실천하기를 바란다.

섬유근육통과 명상

최근 들어 급격히 늘어나고 있는 환자군 중 하나가 바로 섬유근육통이다. 이름도 생소한 섬유근육통은 어떤 질병일까? 섬유근육통은 만성적으로 전신의 통증, 경직감, 수면 장애, 피로감을 일으키고, 3개월 이상 전신의 근골격계 통증을 호소하며 18개의 특정한 신체 부위 중에 11군데 이상에서 압통(눌렀을 때 통증)을 호소하는 통증 증후군이다.

원인은 정확히 밝혀지지 않았으나 통증에 대한 지각 이상으로 중추신경계에서 세로토닌의 대사가 감소되어 있고, 스트레스에 대한 부신피질호르몬의 분비 반응 감소, 통증 유발 물질 증가, 자율신경계의 기능 부전 등이 동반된다.

문제는 이러한 섬유근육통의 치료를 위해 처방되는 양약들이 다른 양약들과 마찬가지로 수많은 부작용이 발생한다는 점이다. 섬유근육통에 흔하게 처방되는 리리카의 부작용을 살펴보면 식욕증가, 혼돈, 자극 과민성, 성욕감소, 불면증, 어지러움, 졸림, 시야 흐림, 구토, 변비, 구강

건조, 요실금, 발기부전, 보행 이상, 취한 느낌, 피로, 체중증가, 기억상실 등이 흔하게 발생한다. 섬유근육통에 많이 처방되는 심발타 역시 식욕감소, 불면, 불안, 성욕감소, 초조, 어지러움, 기면증, 감각이상, 이명, 혈압상승, 변비, 설사, 구토, 근육경련, 발기부전, 피로, 자살 충동 증가, 자살 행동 증가, 과다 투여 시 혼수상태, 세로토닌 증후군, 사망 등 무서운 부작용과 더불어 초조, 불안, 어지러움, 두통, 감각 이상 등의 금단현상까지 보고되어 있다.

이는 섬유근육통 발생 원인을 뇌 내 세로토닌 부족으로 판단하여 인공적으로 세로토닌을 만들어 내거나 세로토닌 재흡수를 억제시키는 약물을 투여하게 되는데 항우울제 부작용과 유사하다.

많은 부작용과 금단현상을 보이고 있는 섬유근육통 치료 양약을 복용하기에 앞서 연부조직의 구축을 해결하는 근막침(조직을 정상화시키는 치료방법, 침, 수기요법, 스트레칭, 온열치료 병행)요법과 명상을 시도해 보자.

실제 섬유근육통 진단 환자 중에 세로토닌 문제가 아닌 연부조직(근육, 인대, 힘줄)의 구축(굳어지면서 수축되어 통증이 발생됨)이 원인인 경우가 많으며 연부조직을 원래 상태로 개선시키는 치료에 의해 전신성 통증이 호전되는 사례들이 많다. 또한, 명상이 신경전달물질인 세로토닌 분비를 촉진한다는 사실은 이미 미국 유명 연구소와 의과대학에서 실험을 통해 증명한 사실이다.

서양의학적 치료와 양약을 무조건 불신하는 것은 아니다. 다만 신경정신 계통의 치료약들은 대부분 근본적인 치료나 완치도 불가능하면서 너무 많은 위험한 부작용들이 있고, 중독성까지 보고되어 있기에 가능하다면 이러한 약물 복용은 최후의 수단으로 남겨두고 통합의학적, 보완대체의학적 치료를 먼저 시도해보라는 것이다.

규칙적인 명상을 통해 세로토닌 분비가 정상화되면 통증에 대한 민감도도 정상화되어 섬유근육통 탈출에도 훌륭한 처방이 될 것이라 확신한다.

갱년기증후군과 명상

여성들이 평생 살아가면서 몸과 마음이 동시에 힘들어지는 시점이 두 번 있다. 한 번은 출산, 다른 한 번은 바로 갱년기이다.

얼핏 생각해보면 출산은 가장 행복한 순간 중 하나일 것 같지만, 출산 후 산후조리 과정과 몸의 변화, 그리고 육아에 대한 스트레스는 산모를 괴롭히는 적이며 심하면 산후 우울증에 걸리기도 한다. 출산 후 몸조리 과정에서 발생하는 유선염(젖몸살), 산후풍, 관절통증, 탈모 등의 증상들과 육아로 인한 수면부족, 자유로운 외출이 어려운 점 등이 산후 우울증을 일으키는 것이다. 산후 우울증은 산후조리 한약, 산후 우울증 치료한약, 보약 등의 한의학적인 치료를 통해 어렵지 않게 치료할 수 있나 침구 치료, 한약 복용만으로 잘 호전되지 않는 경우 항우울제 복용을 선택하기에 앞서 명상 치유를 권해 본다.

폐경 전 나타나는 갱년기증후군 역시 사실은 자연스러운 노화과정 중 하나이지만 몸과 마음에서 발생하는 여러 가지 증상들(안면홍조, 식은땀, 오한, 불면, 우울, 무기력 등)은 갱년기 우울증을 유발하기도 한다. 폐경 전 나타나는 갱년기증후군에 20년 전만 하더라도 여성호르몬(에스트로겐) 복용이 매우 효과적이고 안전하다 하여 많은 갱년기 환자들이 복용하였으나, 여성호르몬 장기 복용 환자들에게 여성암(유방암, 자궁암) 발생 확률이 증가하는 것이 발견되어 현재는 특별한 경우 현재 암이 없다는 검사 결과를 받은 후 최소한의 기간만 복용하는 것을 권장하고 있다.

그렇다면 간편하고 비용이 저렴했던 여성호르몬 복용 방법 말고 어떠한 방법들로 갱년기증후군을 잘 넘겨야 할 것인가? 바로 여러 가지 한의학적인 치료법들과 식이요법, 운동요법, 그리고 명상이 해결책이다.

명상을 실천하면 얼굴로 떠오르는 열감을 잡을 수 있으며, 식은땀과 오한이 반복되는 증상이 개선되고, 우울증, 불면증, 불안증 등 심리적인 증상들도 호전될 수 있다. 이와 병행하여 침치료와 갱년기증후군에 처방하는 한약 치료는 갱년기증후군을 탈출할 수 있게 도와준다. 여기에 하루 1시간 걷기 운동과 식이요법(신선한 과일과 채소 섭취), 그리고 하루 30분 명상을 병행한다면 견디기 힘든 갱년기 증상을 호전시키고 순조롭게 폐경의 과정을 지나가게 도와줘 결과적으로 앞으로 남은 20~30년의 삶을 건강하게 살 수 있다.

즉 산후조리를 잘하고 산후풍, 산후 우울증을 잘 치료 받고 넘겨야 갱년기 시기까지 건강을 유지할 수 있으며, 갱년기와 폐경의 시기를 잘 극복하고 넘겨야만 남은 인생을 즐겁고 건강하게 살아갈 수 있기에 여성들에게 출산 후와 갱년기 시기에 규칙적인 명상의 실천은 그 어떤 약의 복용보다도 중요하다고 할 수 있다.

불면증과 명상

정상적인 수면은 인간의 건강 상태를 유지하는 데 매우 중요한 항목 중 하나이다. 잠이 쉽게 들고, 숙면을 취하고, 피로가 회복된 상태로 일어나는 것이 면역력을 증가시키고, 신진대사를 촉진하며, 자율신경을 안정시키는 데 얼마나 필요한 것인가는 다시 강조할 필요도 없다.

그런데 현대인들을 괴롭히는 질병 중 하나가 바로 불면증이다. 잠이 쉽게 들지 않고, 자주 잠에서 깨며, 꿈을 많이 꾸는 등 정상적인 수면을 취하지 못하면 시간이 지나면서 많은 다른 증상들이 동반되면서 건강을 해치게 된다. 물론 잠을 잘 자기 위하여 잠자리 환경을 바꿔본다거나, 잠자기 전 따뜻한 샤워를 한다거나, 저녁에 가벼운 산책이나 스트레칭을 하기도 하고, 그래도 안 되면 수면제를 처방받아 복용하는 등 나름 여러 가지 노력을 할 것이다.

도대체 잠이 잘 오지 않는 이유는 무엇일까? 대부분의 불면증 환자들은 생각이 많고, 걱정이 많으며, 잠자리에 누우면 감각이 예민해지고, 생각이 꼬리에 꼬리를 물어

잠이 드는 시간을 지나쳐 버리면 밤새도록 잠을 설치게 된다. 그렇다고 섣불리 수면 유도제나 수면제를 복용하게 되면 많은 부작용과 금단현상이 불면증 환자들을 괴롭히게 된다.

대표적인 수면제인 졸피뎀의 보고된 부작용을 살펴보면 두통, 현기증, 불면증 악화, 환각, 초조, 악몽, 피로, 설사, 구토, 복통, 건망증, 흥분성, 공격성, 망상, 몽유병, 우울증 유발 등 심각한 부작용들이 많으며 금단현상으로는 두통, 근육통, 불안, 초조, 흥분 등으로 한번 복용을 시작하면 좀처럼 중단하기 어렵다. 특히 임산부들에게는 안정성이 확보되지 않았으므로 임신 초기에는 복용을 금지해야 하며 모유 수유 시에도 모유를 통해 약 성분이 아기에게 전달되므로 복용이 금지된다.

수면제 복용만으로 기대했던 효과가 나타나지 않으면 수면제와 항우울제를 함께 투여하여 수면을 유도하기도 하는데, 이 경우 수면제 부작용과 항우울제 부작용이 결합하여 더욱 나쁜 증상들이 발생할 수 있다.

그렇다면 일반적인 숙면유도 방법과 수면제 복용 방법 이외에 좋은 불면증 치료방법은 없는 것일까? 있다! 바로 명상의 생활화이다.

앞서 기술하였던 집중명상은 잠자기 전 꼬리에 꼬리를 무는 걱정과 잡념을 없애 버릴 수 있으며, 마음챙김명상은 걱정과 잡념이 사라진 후 시행하면 수면이 유도되는 효과가 나타난다. 물론 처음부터 수면제 정도의 효과를 기대하기는 어렵다. 그러나 잠자리에 들면 규칙적으로 10~15분 정도 집중명상과 마음챙김명상을 시작해보자. 잡념과 걱정이 없어지고 세로토닌이 분비되면서 행복감을 느끼게 되고 몸과 마음이 점차 이완되면서 어느 순간 잠이 들고, 숙면을 취하게 되며 아침에 일어날 때 상쾌한 컨디션을 느끼게 될 것이다.

부작용이나 금단현상이 없고, 한번 정확히 배우면 평생 혼자서도 할 수 있으며, 의학적·과학적 연구를 통해 효과도 인정받은, 수천 년 동안 경험을 통해 내려온 완벽한 천연 수면제가 바로 명상이다.

불안증, 공황장애와 명상

불안증·불안장애는 공황장애, 강박장애, 외상 후 스트레스 장애, 특정 공포증 등 다양한 증상을 나타내는 질환이다.

불안증을 유발하는 원인은 다양한데 대표적으로는 정서적인 부분을 담당하는 뇌신경 내 신경전달물질의 부족 또는 과다, 유전적 요인, 과거의 경험에 의한 인지행동 문제, 외부적인 충격이나 요인(외상, 급성 스트레스 등) 등으로 구분할 수 있다.

불안증·불안장애 증상을 구분해 보면 다음과 같다.

1. 공황장애

공황발작 시 호흡곤란, 가슴 답답, 심박 수 증가, 죽을 것 같은 공포감을 특징으로 한다. 평상시 공황발작이 재발할 것에 대해 걱정하고, 공황발작 경험이 있었던 특정 장소(지하철, 비행기, 엘리베이터, 밀폐된 공간 등)를 회피하는 것이 주요 증상이다.

2. 강박장애

특정한 생각(자신의 잘못이나 실수)들이 자꾸 머릿속에 떠올라 이를 행동으로 옮기지 않으면 불안감이 증가하는 증상이다.

3. 외상 후 스트레스 장애

정신적 충격이나 심한 충격(사고, 재해, 재난 등)을 경험한 이후로 이와 관련된 장소나 교통수단, 유사한 상황을 피하고, 흥분과 불면, 감정 통제의 어려움 등의 증상이 나타난다.

4. 특정 공포증

특정 환경에 과도하게 불안감을 느끼면서 행동이 통제되지 않는 증상으로 발표 시, 면접 시, 시험 전, 높은 장소(고소 공포증), 특정 동식물(뱀, 곤충), 주사기나 침 등을 접하면 과도한 공포와 불안감이 엄습하여 평상시와 다른 행동이 나타난다.

이렇게 다양한 불안장애를 치료하기 위하여 약물치료(항불안제, 항우울제 등), 심리치료 등이 시행되고 있으나, 약물치료의 경우 약물 부작용(오심, 구토, 설사, 변비, 두통, 구강건조, 혼돈, 무호흡, 심정지, 졸림, 어지러움, 저혈압, 서맥, 시야 흐림, 간질환, 언어장애, 환각, 불안, 자살 충동 증가)과 금단현상으로 인하여 치료에 어려움이 많은 편이다.

이러한 정신적인 불안감, 불안장애, 공황장애에 명상은 매우 효과적인 치료 수단이다. 평상시 규칙적인 명상 훈련을 통해 빠른 시간 안에 집중할 수 있는 능력을 길러서 불안한 마음이나 상황을 접하였을 때 즉각 명상을 시행하여 불안을 주는 외부 자극에서 탈출하는 방법이다. 또 한 가지는 평상시 불안감을 일으키는 특정 대상이나 상황에 대해 이미지 명상(명상 시 특정 이미지를 반복하여 떠올림)을 통해 외부 자극에 대한 과민반응을 억제하고 방지할 수 있다.

무엇보다도 규칙적이고 꾸준한 명상 수련은 뇌 내 세로토닌 분비를 촉진해 불안감, 공포감 등의 감정을 조절할 수 있게 만들어 주며 외부 자극에 대한 적응 능력도 키울 수 있어 예방에도 매우 효과적이다.

역류성 식도염, 변비와 명상

스트레스로 인하여 발생하는 질환은 그 수를 헤아릴 수 없을 만큼 많다. 그중 매우 중요한 질환군이 바로 소화기 계통의 질환으로 역류성 식도염, 위염, 위궤양, 변비, 설사, 과민성 대장염 등이다.

문제는 이러한 질환들을 치료하는 약물을 복용하여도 근본적인 원인인 스트레스를 해소하지 않으면 잘 호전되지 않고 또 빈번하게 재발한다는 점이다. 반복적인 스트레스와 불규칙한 식사, 음주, 흡연, 비만 등으로 발생하는 역류성 식도염은 위산이 식도로 역류함으로써 가슴 쓰림, 가슴의 답답함, 속 쓰림, 신트림, 가슴 통증(협심증과 유사) 등을 일으킨다. 위염이나 위궤양 역시 스트레스로 인한 위산의 과다 분비가 직접적인 원인이며, 대장 기능 실조로 인해 발생하는 변비, 설사, 과민성 대장염 역시 스트레스 및 자율신경 실조와 관련성이 많다. 이렇듯 대부분의 소화기 계통의 질환들은 평상시 우리를 지속적으로 괴롭히는 스트레스와 그로 인한 몸과 마음의 긴장이 원인으로 작용하는 것이다.

원시인들이나 동물들은 스트레스를 받으면 싸우거나 도망을 쳤다. 그러나 현대인들은 스트레스와 직접 싸우기도 어려우며 회피하거나 도망치기도 쉽지 않다. 이러한 스트레스를 해소하고 이겨내는 가장 효과적인 방법이 바로 명상이다.

편안하게 앉거나 누워서 자연스러운 호흡을 하면서 어느 한 가지에 집중을 하거나(집중명상), 몸이나 주변에서 느껴지는 느낌(소리, 영상, 감정 등)에 집중을 해보자.

자율신경 중 특히 교감신경이 안정되면서 심박 수가 낮아지고, 호흡이 편안해지며, 마음이 안정되고 몸의 긴장이 풀리게 되면 불필요한 공복 시 위산 분비도 줄어들게 되며 긴장된 장 기능도 이완을 반복하면서 제 기능을 되찾게 된다.

속이 쓰린가? 신물이 넘어오는가? 아랫배가 살살 아픈가? 위경련이 시작되려 하는가? 가슴에 통증이 느껴지는가? 대변 보기가 힘든가?

언제, 어디서라도 가능하다. 바로 눈을 지그시 감고 호흡을 자연스럽게 하면서 몸과 마음에 긴장을 풀고 명상을 시작해보자.

물론 증상이 심한 소화기계통의 질환은 반드시 진료와 적극적인 치료가 필요하다. 그러나 초기 증상이라면, 자주 반복되는 증상이라면, 약물 복용만으로는 잘 호전되지 않는 증상이라면 당신 곁에는 언제 어디서나 부작용 없이 복용할 수 있는 효과적인 치료약이 있다. 바로 명상 이다.

제8부

생활명상아카데미
소개

생활명상아카데미 안내

생활명상아카데미는 수천 년 전부터 내려오는 동양의 전통 명상 기법과 최근 연구, 개발된 서양의 과학명상 기법을 기반으로 하여 힌두교(요가), 불교(부처님 명상), 참선(달마대사), 도인술(양생), 기공(기수련), 현대 명상을 통섭하고 생리학, 심리학, 심신의학, 신경과학, 한의학, 양자물리학, 철학, 종교(유대교, 힌두교, 불교, 기독교) 등을 통합하여 21세기에 알맞은 새로운 명상 기법들을 개발하고 생활화하기 위하여 만들어진 명상 단체입니다.

명상을 다음과 같이 4가지 단계로 구분하여 질병을 치유하고, 건강을 증진시키며, 스트레스를 관리하고, 깨달음을 얻어 진리와 행복에 이르게 하는 것이 목적입니다.

1. 기본명상
2. 활용명상
3. 깨달음명상
4. 과학명상

생활명상아카데미의 창시자인 이재윤 박사님의 인사
말을 소개합니다.

"저는 대학(중앙대학교)에서 경영학을 가르쳤습니다.
그리고 정년 후, 깨달음경영학을 개발하여 세계무대
를 향해 전파 중에 명상의 시대적 요청을 깨닫고, 통
섭과학명상을 정리하여 제자들과 함께 생활명상아카
데미를 설립했습니다.
생활명상아카데미는 세상의 모든 사람이 하루속히 건
강과 깨달음을 얻어 행복한 삶을 누릴 수 있도록 봉
사하고 헌신하고자 합니다. 따라서 모든 프로그램을
간단하고 쉽고 빠르게 숙달할 수 있게 구성했습니다.
저희 생활명상아카데미의 정보를 접하신 모든 분이
하루빨리 동참하셔서 손에 손을 잡고 명상의 지향하
는 바인 기쁨과 평화, 사랑과 행복이 넘치는 세상을
만들어 가기를 기원합니다."

다음은 생활명상아카데미의 CEO인 김병준 박사님의
인사말입니다.

"20년간의 공직생활과 10년간의 대학교수 생활을 정
년 은퇴하고 남은 인생을 어떻게 살아야 보람된 여생
이 될지 많이 생각한 끝에 스승님을 모시고 생활명상
아카데미를 개설했습니다.
생활명상아카데미는 여러분이 명상의 2대 목적인 건
강과 깨달음을 달성해 행복한 삶을 살아갈 수 있도록
도울 것입니다. 왜냐하면 저는 명상의 도움으로 18회
행정고시에 합격했던 개인적인 성공 기억을 되살려
정년 후 본격적으로 명상의 이론을 학습하고 실기를

절차탁마해 건강과 깨달음을 얻고 행복을 누리고 있습니다만, 저 혼자서 행복을 독차지하고 있기가 죄송스럽기 때문입니다.

삶의 가치 중에서 건강은 매우 중요한 가치입니다. 그리고 깨달음이야말로 가장 중요한 가치일 수밖에 없습니다. 이 두 마리의 토끼를 한꺼번에 잡는 방법은 명상이 으뜸입니다.

생활명상아카데미는 '통섭과학명상'으로 첫째, 건강 프로그램은 구체적이고 체계적인 이론과 간단하고 쉽고 빨리 습득해 즉시 효과를 볼 수 있는 실기를 갖추고 있습니다.

둘째, 깨달음 프로그램은 논리적 이해를 바탕으로 영성적 체험을 통해 "아하!" 하고 깨달아 부동심(항심)을 갖고 기쁨과 평화, 사랑을 나누며 행복하게 살아갈 수 있도록 구성되어 있습니다.

따라서 생활명상아카데미는 명상으로 건강과 깨달음을 얻어 본인이 행복해진 다음, 이웃에게 명상을 전달하여 이웃도 건강하고 행복하게 살 수 있도록 도와 모두 함께 행복한 삶을 누리는 세상을 만들어 갈 것입니다."

<생활명상아카데미 연혁>

2009년 8월 본부 설립. 서울 서초구 서초동 1362번지 두산 위브 B201

2009년 8월~2012년 명상지도자 양성

2013~2014년 주간 한국고시에 활용명상 프로그램 중 학습스트레스 관리법 연재

2013년 10월 서울 신림지부 설립

2014년 1월 광주지부 설립

2014년 2월 서울교육청 초등교사(400명), 중등교사(169명) 직무연수: 활용명상 중 직장 스트레스 관리법 교육

2014년 4월 한국고시와 『학습스트레스 관리법』 출판 계약

2014년 6월 『통섭생활명상법』, 『우울증을 탈출하는 명상치료』 출판

2014년 유명 신문사 부설 교육 센터, 유명 백화점 강좌 프로그램, 회사 내 연수 프로그램에서 학습 능력 배양, 집중력, 스트레스 관리법, 명상의 이론과 실제 등을 강의

2014년 청담인 한의원과 공동으로 우울증 명상 집단치유, 수험생 학습 스트레스 관리와 집중력 강화 세미나 시행 중

생활명상아카데미 구성원

생활명상아카데미 구성원들을 소개합니다.

창시자: 이슴 이재윤 박사

창시분야: 깨달음경영학(MOSEE)과 통섭깨달음명상
(Management Of al lSelves' Enlightenment and Empowerment)
1956년 서울중·고등학교 졸업
1962년 서울대학교 법과대학
1970년 미국 Hartford대학교 경영학석사(MBA), 경제학석사(MA)
1978~1987년 UNESCO의 ICSOPRU 한국대표
1987년 중앙대학교 경영학박사(Ph.D)
1976~1982년 한국과학기술연구원(KIST) 기술경영연구실
        장 및 기획관리실장
1982~2003년 중앙대학교 경영경제대학 교수
2003~현재 중앙대학교 경영경제대학 명예교수
2000~현재 깨달음경영 이(利) e 창조 윤리학회 회장
2010~현재 한국정신과학학회 부회장
        세계경영 및 기술관련학회 세계본부상임이사(GBATA:
        Global Business And Technology Association, Board
        of Director)
        생활명상아카데미 통섭깨달음명상 창시, 명상 국제
        커뮤니티 창설

생활명상아카데미 CEO: 忍岩 김병준 박사

행정고시 18회
울산지방 경찰청장, 전북 지방경찰청장 역임
동국대학교 행정대학원 법학박사
전) 조선대학교 사회과학대학 교수, 연세대학교 행정대학
　　원 외래교수

지도자: 心田 박경태 본원 원장

한·중·일 명상수련 순례
명상 수련(30년)
통섭깨달음명상 수련

지도자: 안상원(한의학 박사)

대전대학교 한의대 졸업, 한의사 면허(1994)
대전대학교 한의과대학 교수(2008~2013)
중국 상해중의학 대학 부속 서광병원 연수
국립암센터 최고 연구자 과정 수료
현) 청담인 한의원 원장

지도자: 강길전(의학박사)

서울대학교 의과대학 졸업
충남대학교 산부인과 교수 역임
한국정신과학학회 감사
대한임상건강의학회 명예회장

지도자: 이용부 박사

전) 서울특별시의회 의장

　　전국시도의회 의장협의회 회장

　　서울시립대학교 대학원 행정학박사

현) 남부대학교 교수, 사단법인 행복한 세상 만들기 회장,

　　2014년 보성군수 당선

지도자: 정병춘 박사

목포대학교 대학원 농학박사

농업진흥청 목포시험장 실장 역임

목포대학교 외래교수

현) 한국종자포럼 부원장

지도자: 김진혁 박사

원광대학교 대학원 행정학박사

현) 원광대학교 외래교수

　　미래성공전략연구소 소장

　　매일경제교육자문위원

　　한국취업컨설턴트협회 대표전문위원

지도자: 안지현 박사

단국대학교 대학원 경영학박사

현) 단국대학교 외래교수

　　글로벌사이버대학교 겸임교수

　　(재)한국종합경제연구원 연구위원

　　국가원로회의 전문위원

지도자: 신종범 변호사

현) 법무법인 더펌

지도자: 김백진 판사

현) 군법무관 16기 군고등법원 판사
　　전남대학교 법과대학
　　육군본부 민원조사반 검찰관

지도자: 이왕재

서울대학교 종교학과
현) 깨달음경영학회 선임연구원

청담인 한의원 명상치료

　그동안 명상의 역사, 개념, 원리, 효과와 현대의학에서의 연구결과 그리고 우울증 및 다른 여러 가지 난치성 질병 치료에 명상의 우수성을 알려드렸습니다. 철학과 종교에서 시작된 명상이 이제 21세기에는 과학과 의학의 연구를 통하여 질병 치료와 건강증진 그리고 행복한 삶을 위한 지름길로 인식되고 있습니다.

　청담인 한의원은 지난 20여 년간 약 3,000여 명의 난치성 환자들에게 기존의 한의학적인 치료법에 기치료와 명상치료법을 접목하여 우수한 효과를 얻고 있으며 현재도 내원하는 환자분들에게 기수련법, 명상수련법 등을 지도해 드리고 신경정신계통 질환(우울증, 불면증, 불안증, 공황장애 등)과 암 환자들에게는 명상 집단치료를 시행하고 있습니다.

　이미 미국, 일본, 유럽 등 의료 선진국에서는 각종 난치성 질환 치료를 위하여 의학적 치료법에 명상을 적극적으로 도입하여 환자의 질병 치료와 삶의 질 개선에 노력하고 있으며, 최근 국내 여러 대학병원에서도 명상 프로그램을 만들어 환자들에게 명상을 지도하고 있습니다.

치료가 어려운 난치성 질환일수록 약물(한약, 양약) 투여만 가지고는 호전이 매우 어렵습니다. 환자들의 노력(식이요법, 운동요법, 명상 수련 등)과 반드시 낫겠다는 의지 그리고 치료하는 의사와의 정신적 교감과 신뢰가 매우 중요합니다.

명상은 누구나 쉽게 배울 수 있으며 언제, 어디서든 시행할 수 있고 부작용이 없으며 의학적, 과학적 연구를 통해 효과가 입증된 질병 치료 프로그램입니다.

생활명상아카데미와 청담인 한의원이 공동으로 주관하는 명상 치유 프로그램은 누구나 부담 없이 참여할 수 있으며 서로의 고민과 질병에 대한 정보를 교류하고, 서로 의지하며 스스로 질병으로부터 탈출을 위해 모이는 집단치유 모임입니다.

암 환자, 우울증 환자, 기타 명상이 필요한 환자들에게 언제나 문이 열려 있으며 함께 손잡고 명상의 생활화를 통해 한 걸음씩 나아간다면 어느 순간 당신은 건강과 행복을 얻을 수 있을 것입니다.

2014년 6월 청담인 한의원 원장실에서
한의학박사 안상원

참고문헌

김병준, 『스트레스 관리법』, 생활명상아카데미, 2013.

김병준, 『학습 스트레스 관리법』, 생활명상아카데미, 2014.

김종우, 『기와 함께 하는 15분 명상』, 집문당, 2011.

릭 핸슨·리처드 멘디우스, 장현갑·장주영 옮김, 『붓다브레인』
    불광출판사, 2010.

본 카밧진, 장현갑·김교헌·장주영 옮김, 『마음챙김명상과 자
    기 치유』, 학지사, 2010.

틱낫한, 이현주 옮김, 『살아가는 모든 순간을 기적으로 바꾸는
    틱낫한 명상』, 불광출판사, 2013.

허버트 밴슨·윌리엄 프록터, 장현갑·장주영·김대곤 옮김, 『과
    학 명상법』, 학지사, 2003.

허버트 벤슨, 『마음으로 몸을 다스려라』, 동도원, 2000.

현숙 쉬로키, 「중년기 여성의 우울증에 대한 연구」, 총신대학교,
    석사학위논문 2009.

초판인쇄   2014년 8월 14일
초판발행   2014년 8월 14일

지은이   안상원·김병준·박경태
펴낸이   채종준
펴낸곳   한국학술정보㈜
주소   경기도 파주시 회동길 230(문발동)
전화   031) 908-3181(대표)
팩스   031) 908-3189
홈페이지   http://ebook.kstudy.com
전자우편   출판사업부   publish@kstudy.com
등록   제일산-115호(2000. 6. 19)

ISBN   978-89-268-6463-0 03510

이담 ▱▱▱ 는 한국학술정보(주)의 지식실용서 브랜드입니다.